फलों और सब्जियों
से
चिकित्सा

फलों और सब्जियों से चिकित्सा

डॉ. हरिकृष्ण बाखरू

विद्या विहार, नई दिल्ली

प्रकाशक : विद्या विहार,
19, संत विहार (पहली मंजिल) गली नं. 2, अंसारी रोड, नई दिल्ली–110002
सर्वाधिकार : सुरक्षित / संस्करण : 2024 / मूल्य : तीन सौ रुपए
मुद्रक : नरुला प्रिंटर्स, दिल्ली ISBN 978-93-82898-72-6

FALON AUR SABZIYON SE CHIKITSA
(Treatment through Fruits and Vegetables)
by Dr. H.K Bakhru ₹ 300.00
Published by **VIDYA VIHAR**
19, Sant Vihar (First Floor), Street No.2, Ansari Road, New Delhi-110002

अनुक्रम

फल

अंगूर

अंगूर मानव जाति के लिए प्रकृति के बहुमूल्य उपहारों में से एक है। यह अत्यधिक उपयोगी फलों में से एक है। यह स्वादिष्ट, पोषक और आसानी से पचनेवाला फल है। अंगूर की कई किस्में हैं जो आकार, रंग, सुगंध और स्वाद में भिन्न होती हैं। यह हरे, काले, लाल और बैगनी रंगों में पाया जाता है।

अंगूर की खेती प्राचीन समय से ही होती आ रही है। मानव द्वारा उगाई जानेवाली अति प्राचीन फलों की बेलों में से यह एक है। मिस्र के आठ हजार वर्ष पुराने शिलाखंडों में अंगूर की नक्काशी पाई गई है। 'बाइबल' में भी इस फल के कई संदर्भ मिलते हैं।

माना जाता है कि यह काकेशिया (caucasia) और उसके आस-पास के क्षेत्रों में उद्गमित हुआ है। यहाँ से यह धीरे-धीरे उष्ण क्षेत्रों—पश्चिम एशिया, दक्षिण यूरोप, अल्जीरिया और मारकोस में क्रमिक रूप से फैला। भारत में यह बहुत पहले से पहुँच चुका था। अब इस फल को दक्षिण यूरोप, ऑस्ट्रेलिया, दक्षिण अफ्रीका, दक्षिण अमेरिका और मध्य-पूर्व के देशों में व्यापक पैमाने पर उत्पन्न किया जाता है।

आहार मूल्य

प्रमुखतः इसमें शर्करा की मात्रा अधिक होने के कारण, जो कि पूर्णतया ग्लूकोज से बनती है, यह बहुत उपयोगी फल है। अंगूर की विभिन्न किस्मों में ग्लूकोज की मात्रा 15 से 25 प्रतिशत तक रहती है। ग्लूकोज पूर्व पचित आहार है और यह रक्त में जल्दी ही घुलनशील है। यह थोड़े समय में ही शरीर को ऊर्जा देता है।

अंगूर में कई अन्य खाद्य तत्त्व भी पाए जाते हैं। हलके हरे अंगूरों में प्रति

100 ग्राम में लगभग आर्द्रता 79.2, प्रोटीन/वसा 0.3, खनिज 0.6, रेशा 2.9 और कार्बोहाइड्रेट 16.5 प्रतिशत रहता है। इसके प्रति 100 ग्राम गूदे में कैल्सियम 20 मि.ग्रा., फॉस्फोरस 30 मि.ग्रा., लौह 0.5 मि.ग्रा. और विटामिन 'सी' 1 मि.ग्रा. रहता है। इसका कैलोरिक मूल्य 71 है।

औषधीय उपयोग

अंगूर में ग्लूकोज की मात्रा पर्याप्त परिमाण में होती है। अध्ययनों से ज्ञात होता है कि हृदय और शरीर के महत्त्वपूर्ण अवयवों को उचित प्रकार से कार्य करने के लिए आवश्यक ऊर्जा ग्लूकोज के मेटाबोलिज्म पर आधारित है। अतः अंगूर आसानी से घुलनशील होने के कारण शरीर को शक्ति प्रदान करता है। इसलिए यह कमजोर पाचन, सामान्य कमजोरी और बुखार में बहुत उपयोगी है।

कब्ज : अंगूर में सेल्यूलोज, शर्करा और कार्बनिक अम्ल के गुणों का संगम होने के कारण यह जुलाब देनेवाला है। कब्ज से राहत पहुँचाने में यह बहुत लाभकारी है। इसका क्षेत्र आँत को साफ रखने तक ही सीमित नहीं है, बल्कि यह पेट और आँत को साफ करके पुरानी कब्ज को भी दूर करता है। वांछित परिणाम के लिए प्रतिदिन कम-से-कम 350 ग्राम अंगूर सेवन करना चाहिए। ताजे अंगूर न मिलने पर किशमिश को पानी में भिगोकर उपयोग में लाया जा सकता है।

बदहजमी : बदहजमी में अंगूर उपयोगी है। यह हलका आहार है, जो थोड़े समय में ही अपचन दूर करता है तथा पेट की जलन दूर करता है और गरमी में राहत पहुँचाता है।

दमा : अंगूर दमे में उपयोगी समझा जाता है। डॉ. ओल्डफील्ड के अनुसार, अंगूर और उसका रस दमे के उपचार में उपयोगी हैं। उनका मानना है कि यदि रोगी को अंगूरों के बगीचे में रखा जाए तो शीघ्र स्वास्थ्य-लाभ होगा।

मिरगी : मिरगी में अंगूर बहुत लाभकारी है। लगभग 500 ग्राम ताजा अंगूरों का रस दो या तीन महीने दिन में तीन बार सेवन करने से बहुत लाभ पहुँचता है। यूरोपीय और यूनानी चिकित्सक पुराने समय से इसका उपयोग उपचार में करते रहे हैं।

हृदय रोग : अंगूर हृदय रोग में बहुत लाभकारी है। यह हृदय को स्वस्थ रखता है और हृदय-शूल और हृदय संबंधी विकारों में उपयोगी है। मरीज को यदि कुछ दिनों तक केवल अंगूर ही दिए जाएँ तो इस रोग को शीघ्रता से नियंत्रित किया जा सकता है। हार्ट अटैक में अंगूर का रस बहुत उपयोगी होता है। यह हृदय के दर्द

और तीव्र धड़कन को कम कर हृदयाघात के परिणामों से बचा सकता है।

सिरदर्द (आधा सीसी) : पके अंगूरों का रस माइग्रेन यानी आधा सीसी के लिए बहुत उपयोगी घरेलू उपचार है। कहा जाता है कि किंग जमशेद, जिन्हें अंगूरों का बहुत चाव था, ने अंगूरों का रस बोतलों में अच्छी तरह पैक करके यह प्रचारित कर दिया कि इसमें विष है, ताकि अन्य लोगों से इसे बचाया जा सके। किंतु इस प्रचार के पश्चात् एक रोचक घटना घटित हुई। हुआ यों कि किंग जमशेद की पत्नी माइग्रेन से पीड़ित हो गई और किसी भी उपचार से फायदा न पहुँचने पर दुःखी होकर सोचा कि इस विष को पीकर अपने जीवन का अंत कर लूँ। रानी ने डरते-डरते उसे थोड़ी-थोड़ी मात्रा में कई बार पिया—और आशा के विपरीत, उसे मरने के बजाय इससे बहुत राहत पहुँची।

गुरदे की बीमारी : अंगूर में आर्द्रता और पोटैशियम लवण की मात्रा अधिक होने से यह मूत्रवर्धक होता है। इसमें अल्ब्यूमिन और सोडियम क्लोराइड की मात्रा कम होने से गुरदे की बीमारियों में इसका महत्त्व बढ़ गया है। यह पुराने नेफ्थ्राइटिस, गुरदे तथा गुरदे की पथरी के लिए उत्कृष्ट आहार-ओषधि है।

यकृत की गड़बड़ी : यह हेपेटिक कार्यों को क्रियाशील करता है तथा ग्लाइकोजेनिक कार्यों और पित्त के स्राव को उद्दीप्त करता है। अत: यह यकृत की अनियमितताओं के लिए बहुत लाभकारी है।

शराब की आदत : यह शराब की आदत छुड़ाने के लिए बहुत प्रभावी उपचार है; क्योंकि इससे उसका शुद्ध रूप मिलता है। शराब पीनेवालों के उपचार में केवल अंगूर की खुराक देनी चाहिए।

सामान्य उपयोग

अंगूर का उपयोग कई प्रकार से किया जाता है। साधारणतया इन्हें फल के रूप में खाया जाता है। इन्हें सुखाकर किशमिश के रूप में भी उपयोग में लाया जाता है। इससे जैम और जैली भी बनते हैं। यह मीठी चटनी, रायता, खीर आदि व्यंजनों में भी उपयोग में लाया जाता है।

□

अनन्नास

अनन्नास उष्णकटिबंधीय क्षेत्र के उत्कृष्ट फलों में से एक है। अपनी विशेष सुगंध और उत्तम स्वाद के कारण यह सार्वभौमिक रूप से लोकप्रिय फल है। यह फल पोषक तत्त्वों से परिपूर्ण है।

अनन्नास का उद्‍गम स्थान ब्राजील है। कोलंबस और उसके साथी पहले यूरोपियन थे, जिन्होंने इसे चखा। सन् 1493 में गौडेलोप के द्वीप पर उतरने पर उन्होंने इस फल को देखा।

अब अनन्नास बहुत से उष्णकटिबंधीय और उप उष्णकटिबंधीय देशों में बहुतायत से उगाया जाता है। भारत में असम और केरल इसके उत्पादन में अग्रणी हैं। पश्चिम बंगाल, त्रिपुरा, उड़ीसा, गोवा, कर्नाटक और तटवर्ती आंध्र प्रदेश में भी इसे उगाया जाता है।

आहार मूल्य

अनन्नास में उच्च आहार मूल्य समाहित हैं। खाद्य भाग ताजा फल का 60 प्रतिशत रहता है। अनुमानतः इसमें प्रति 100 ग्राम में जल 87.8, प्रोटीन 0.4, वसा 0.1, खनिज पदार्थ 0.4, रेशा 0.5 और कार्बोहाइड्रेट 10.8 प्रतिशत रहता है। इसके खनिज पदार्थ और विटामिन पदार्थ की मात्रा कैल्सियम 20, फॉस्फोरस 9, लौह 1.2, कैरोटीन 18, थायमिन 0.20, रिबोफ्लोविन 0.12, नायमिन 0.1 और विटामिन 'सी' 39 मि.ग्रा. रहता है। इसका कैलोरिक मूल्य 46 है।

सामान्यतः इसमें स्टार्च नहीं रहता, क्योंकि जैसे ही फल पकता है, तने का स्टार्च शर्करा में बदल जाता है। अनन्नास में क्षारीय प्रतिक्रिया होती है। फल का गूदा एक प्राकृतिक सुरक्षा प्रदान करता है और कठोर छिलका इसे महामारी एवं कीटनाशकों दोनों से सुरक्षित रखता है।

औषधीय उपयोग

चिकित्सा की दृष्टि से अनन्नास अति महत्त्वपूर्ण फलों में से एक है। इसमें ब्रोमोलिन नामक रस उपस्थित रहता है, जो काफी हद तक पपैन के समान होता है। यह पाचक और पोषक तत्त्वों के घुलने में मदद करता है और शरीर के तरल पदार्थ को बहुत अम्लीय या क्षारीय होने से रोकता है। यह मांस, अंडे की सफेदी, दूध के केसिन, मछली और दालों को पचाने में मदद करता है। अतः यह प्रोटीनयुक्त भोजन के अंत में लेना बहुत फायदेमंद है।

अनन्नास का रस महत्त्वपूर्ण फलों के रसों में से एक है। सौभाग्य से यह रस डिब्बाबंद रसों के रूप में हमेशा उपलब्ध रहता है, जो उतना ही गुणकारी होता है जितना ताजे फल का रस। जब ताजा रस में शहद मिलाया जाता है तो यह कमजोर मरीजों का अति पोषक और स्फूर्तिदायक पेय बन जाता है।

बदहजमी : अनन्नास बदहजमी में टॉनिक के रूप में उपयोगी है। इसके रस का सेवन पाचन अवरोधों को दूर कर बदहजमी ठीक करता है। सामान्य अवस्था में आधा गिलास रस भोजन के बाद लेना चाहिए।

गले के विकारों में : अनन्नास के ताजा रस से गले में उपशामक प्रभाव रहता है। यह स्वर-तंत्रिका के संक्रमण को रोकने में उपयोगी है। यह गायकों के लिए बहुत उपयोगी है, जो गले को स्वस्थ रखने के लिए बहुधा इसका सेवन करते हैं। डिफ्थीरिया में गले की मृत झिल्लियों को हटाने के लिए इसके रस की कुल्ली करते हैं।

गुरदे की अनियमितताएँ : इसके रस में चूँकि पर्याप्त मात्रा में क्लोरीन रहता है, अतः यह गुरदे की गतिविधियों को उत्तेजित करता है और शरीर से बहुत से अनुपयोगी पदार्थ बाहर निकालने में मदद करता है। इसी कारण रोग में काफी राहत पहुँचाता है। नैसर्गिक पोटैशियम प्रचुर मात्रा में होने के कारण गुरदे की बीमारियों, अल्पमूत्र और मासिक धर्म में होनेवाली जलन आदि में इसका उपयोग लाभदायी होता है।

त्वचा संबंधी शिकायतें : गोखरू (corn) और मस्से पर इसका रस लगाने से वे धीरे-धीरे घुल जाते हैं। कई गंभीर त्वचा रोगों (कुष्ठ रोग सहित) के उपचार में भी यह उपयोगी है। कच्चे फल का ताजा रस यदि घाव पर लगाया जाए तो घाव भरने का कार्य करता है।

क्षय रोग : अनन्नास का रस क्षय रोग के उपचार में सहायक है। पहले, जब क्षय रोग की चिकित्सा विकसित नहीं थी तब, जब यह रोग किसी व्यक्ति को होता

था तो उसे अनन्नास के रस का सेवन कराया जाता था। इसका रस रोगी के बलगम के शमन में प्रभावकारी असर करता है और इससे स्वास्थ्य-लाभ में बहुत अच्छी सहायता मिलती है।

गर्भपात : अनन्नास में गर्भपात करवाने के गुण विद्यमान हैं। इसमें पाया जानेवाला ब्रोमेलिन नामक रस—यह ट्रिप्सिन के काफी करीब है, जो कि साधारणतया शरीर के पाचन रस में पाया जाता है—भ्रूण कोशिकाओं के लिए विनाशकारी है। कच्चा अनन्नास लेने पर जोरदार गर्भाशय संकुचन होने की संभावना रहती है। गर्भपात करवाने के गुणों के कारण कुछ औरतें इसकी पत्तियों के रस का भी उपयोग करती हैं।

धूमपान के दुष्प्रभाव : अनन्नास का नियमित रूप से सेवन करने से अत्यधिक धूमपान का दुष्प्रभाव कम हो जाता है। यह सिद्ध हो चुका है कि धूमपान से रक्त में विटामिन 'सी' का स्तर कम हो जाता है। अनन्नास का सेवन करने से अपेक्षित विटामिन 'सी' की प्राप्ति होती है।

सामान्य उपयोग

आमतौर पर अनन्नास का उपयोग उष्णकटिबंध और उप उष्णकटिबंध में किया जाता है। अनन्नास का रस व्यापक पैमाने पर उपयोग में लाया जाता है। अनन्नास का गूदा विभिन्न रूपों में डिब्बाबंद किया जाता है। इसका जैम और मार्मलेड भी बनाया जाता है।

सावधानियाँ

कच्चा अनन्नास गेस्ट्रो इंटेस्टीनल उद्दीपक है। यह पेट के लिए हानिकर है और इससे अपचन होती है। कच्चा फल खाने से दस्त भी लग जाते हैं और जीभ पर दरारें पड़ जाती हैं।

☐

अमरूद

प्रसिद्ध अंग्रेजी कहावत—'एन एप्पल अ डे कीप्स द डॉक्टर अवे' अमरूद के लिए भी लागू होती है। अमरूद में कई विटामिन्स और खनिज लवण अधिक मात्रा में रहते हैं, जो स्वास्थ्य-रक्षण के लिए आवश्यक हैं।

अमरूद मूलतः दक्षिण अमेरिका का फल है। ऐसा कहा जाता है कि सन् 1526 में वेस्टइंडीज के कई भागों में यह बहुत प्रचलित था। इसे स्पेनिशों द्वारा पेसिफिक से फिलिपींस ले जाया गया और पुर्तगालियों द्वारा पश्चिम से भारत लाया गया, जिससे यह पूरे उष्णकटिबंधीय क्षेत्र में फैल गया। अब यह फल अधिकतर उष्णकटिबंधीय देशों में स्थानीय माँग की पूर्ति के लिए उगाया जाता है। संपूर्ण भारत में यह व्यापक पैमाने पर उगाया जाता है।

आहार मूल्य

अमरूद खाद्य गुणों में अधिक धनी है। इस फल के गूदे और बीज में प्रति 100 ग्राम में आर्द्रता 81.7, प्रोटीन 0.9, वसा 0.3, खनिज 0.7, कार्बोहाइड्रेट 11.2 तथा रेशा 5.2 प्रतिशत रहता है। प्रति 100 ग्राम फल में कैल्सियम 10, फॉस्फोरस 28 और लौह 1.4 मि.ग्रा. रहता है।

अमरूद विटामिन 'सी' के प्रचुरतम स्रोतों में से एक है। आँवले के बाद इसका स्थान दूसरा है। इसमें विटामिन 'सी' की मात्रा प्रति 100 ग्राम में 212 मि.ग्रा. है। इसकी तुलना में चूने में 63, नींबू में 39 और संतरे में 30 मि.ग्रा. प्रति 100 ग्राम है। इसकी कुछ किस्मों में इस विटामिन की 450 मि.ग्रा. तक मात्रा रहती है। इसमें विटामिन 'सी' और थायमिन का कुछ अंश रहता है। इसका कैलोरिक मूल्य 51 है।

अमरूद के छिलके में सबसे ज्यादा विटामिन 'सी' रहता है। इसके छिलके,

उसके जरा नीचे के गूदे और पल्प में इस विटामिन का अनुपात 12 : 5 : 3 रहता है। अतः इसके गूदे को कभी फेंकना नहीं चाहिए, क्योंकि इसमें उपस्थित लौह तत्त्वों का 4/5 भाग रहता है।

औषधीय उपयोग

पके अमरूद का गूदा दूध व शहद के साथ लेना उत्कृष्ट प्राकृतिक विटामिन 'सी' और कैल्सियम टॉनिक है। गर्भावस्था और दुग्ध-स्रवण के दौरान अमरूद का सेवन बहुत फायदेमंद होता है। इससे शक्ति और स्फूर्ति मिलती है। इसके गूदे को मलमल के कपड़े में छानकर सेवन करना चाहिए।

दाँत और मसूड़ों की परेशानियाँ : कच्चे अमरूद में टॉनिक, गेलिक, ऑक्जेलिक और फास्फोरिक अम्ल के साथ-साथ कैल्सियम, ऑक्जेलेट और मैंगनीज भी रहते हैं। इसका सेवन दाँतों और मसूड़ों के लिए उत्कृष्ट टॉनिक है। यह अपने रक्त-स्तंभक प्रभाव और विटामिन 'सी' की प्रचुरता के कारण मसूड़ों से खून निकलने को रोकता है। इसकी कोमल पत्तियों को चबाने से भी मसूड़ों से खून आना, साँस में बदबू आना तथा दाँतों को मजबूती मिलती है। मसूड़ों की सूजन में इसकी जड़ की छाल को उबालकर उस पानी से कुल्ला करना लाभप्रद रहता है।

आँव और पेचिश : कच्चे अमरूद का उपयोग आँव में किया जाता है। छोटे-छोटे फलों के गूदे को छाछ के साथ लेना साधारण आँव, पेचिश और स्प्रू में बहुत प्रभावी आहार ओषधि है। इसकी जड़ की छाल में भी टेनिन अधिक रहता है। बचपन में होनेवाली आँव में इसका काढ़ा बहुत उपयोगी है। हैजे में इसे उलटी और आँव के लक्षणों को रोकने में उपयोगी कहा गया है।

कब्ज : पका अमरूद विश्वसनीय दस्तावर होता है। प्रतिदिन एक अमरूद सेवन करने से कब्ज दूर होती है, किंतु इसका छिलका व बीज न निकाले जाएँ अन्यथा इसका असर बहुत कम हो जाता है। इसे नाश्ते में लेना बहुत लाभकारी है।

हृदय की धड़कन : हृदय संबंधी विकार और एनीमिया के कारण होनेवाली हृदय की धड़कन की अनियमितता के उपचार में प्रतिदिन खाली पेट एक पका अमरूद खाना बहुत लाभकारी है।

श्वेत प्रदर : अमरूद की कोमल पत्तियों से बना काढ़ा सूप के रूप में उपयोग करने पर श्वेत प्रदर में लाभ करता है। यह अधिक बच्चों को जन्म देने के कारण होनेवाले योनि-शैथिल्य में भी लाभ पहुँचाता है।

सामान्य उपयोग

अमरूद पका व मीठा खाया जाता है। गूदेदार अच्छे पके अमरूद को ढककर पकाकर उसका पेस्ट बनाना चाहिए। इस फल के बीज निकालकर इसका परिरक्षक, जैम, जैली, पेस्ट, रस और सूप बनाया जाता है।

अमरूद का सबसे बड़ा व्यावसायिक उपयोग जैली के लिए होता है और खट्टे जंगली अमरूद से उत्तम जैली बनती है। इस फल को डिब्बाबंद किया जाता है, जिसके लिए इसे छीलकर, काटकर, बीज निकालकर हलकी आँच में पकाया जाता है। रस और सूप को भी डिब्बाबंद किया जाता है।

अमरूद में पाया जानेवाला विटामिन 'सी' का लगभग 50 से 60 प्रतिशत भाग रस से निकाला जा सकता है। इस प्रयोजन के लिए ताजा अमरूदों को काटकर केतली या मिट्टी के बरतन में थोड़े पानी में उबालना चाहिए। पंद्रह से बीस मिनट तक पकाने के बाद इसका रस निकालना चाहिए। इस रस को धातु के बरतन, खासकर ताँबे के बरतन, में नहीं रखना चाहिए, क्योंकि धातु के संपर्क में आते ही विटामिन 'सी' की क्षमता खत्म हो जाती है। इसे टमाटर या संतरे के रस के विकल्प के रूप में इस्तेमाल किया जा सकता है।

सावधानियाँ

अमरूद का ज्यादा सेवन नहीं करना चाहिए। बीज सहित इसका गूदा बहुत अधिक मात्रा में खाने से पेट के लिए हानिकर होता है।

□

आम

आम फलों का राजा माना जाता है। यह उष्णकटिबंधीय क्षेत्र का सबसे लोकप्रिय फल है और इसे 'एशियाई फलों का राजा' कहा जाता है। इसे आहार की बहुत ही उपयोगी सामग्री समझा जाता है। अनेक रोगों की चिकित्सा में यह बहुत लाभप्रद है।

आम भारत का देशी फल है और अति प्राचीन काल से यहाँ इसकी खेती होती है। इसका उल्लेख प्राचीन संस्कृत साहित्य में बहुधा मिलता है। धीरे-धीरे आम की खेती भारत से विश्व के सभी उष्णकटिबंधीय और उप उष्णकटिबंधीय देशों में फैल गई। भारत के अलावा अब इसे श्रीलंका, दक्षिणी चीन, जावा, फिलीपींस, मलाया, आर्चीपेलागो, मेडागास्कर, उष्णकटिबंधीय अफ्रीका, मिस्र, म्याँमार, ईरान, अमेरिका और ब्राजील में भी उगाया जाता है। अब इन देशों में आमों की कई किस्में उगाई जा रही हैं। भारत में ही इसकी पाँच सौ से अधिक किस्में हैं।

पका आम बहुत स्वास्थ्यवर्धक, पोषक, शक्तिवर्धक और चरबी बढ़ानेवाला होता है। आम का मुख्य घटक शर्करा है, जो विभिन्न फलों में 11 से 20 प्रतिशत तक विद्यमान रहती है। शर्करा में मुख्यतया इक्षु शर्करा होती है, जो कि आम के खाने योग्य हिस्से का 6.78 से 16.99 प्रतिशत है। ग्लूकोज व अन्य शर्करा 1.53 से 6.14 प्रतिशत तक रहती है। अम्लों में टार्टरिक अम्ल व मेलिक अम्ल पाया जाता है, इसके साथ-ही-साथ साइट्रिक अम्ल भी अल्प मात्रा में पाया जाता है। इन अम्लों का शरीर द्वारा उपयोग किया जाता है और ये शरीर में क्षारीय संचय बनाए रखने में सहायक होते हैं।

आम के अन्य घटक इस प्रकार हैं—प्रोटीन 9.6, वसा 0.1, खनिज पदार्थ 0.3, रेशा 1.1, फॉस्फोरस 0.02 और लौह पदार्थ 0.3 प्रतिशत। नमी की मात्रा 86 प्रतिशत है। आम का औसत ऊर्जा मूल्य प्रति 100 ग्राम में लगभग 50 कैलोरी है।

मुंबई की एक किस्म का औसत ऊर्जा मूल्य प्रति 100 ग्राम 90 कैलोरी है। यह विटामिन 'सी' के महत्त्वपूर्ण स्रोतों में से एक है और विटामिन 'ए' का भी प्रचुर स्रोत है।

सामान्य उपयोग

आम अपने विकास की सभी अवस्थाओं में भोजन में इस्तेमाल किया जाता है। कच्चा आम विटामिन 'सी' का महत्त्वपूर्ण स्रोत है। इसका सलाद के रूप में इस्तेमाल किया जाता है, खासतौर से अन्य सब्जियों के साथ मिश्रित सलाद में। कच्चे हरे आम खट्टे, कठोर और ऊष्मा देनेवाले होते हैं। इनका उपयोग अचार, चटनियों और विभिन्न अन्य परिरक्षणों के लिए होता है। कच्चे आम को चुटकी भर काला नमक, अदरक और जीरे के साथ लेना उन लोगों के लिए बहुत लाभदायक है, जिन्हें ठंड और कफ की शिकायत होती है। इन्हें समुचित रूप में मिलाना चाहिए। इसका अचार पूरे भारत में उपयोग में लाया जाता है।

हालाँकि बहुत खट्टे, मसालेदार या तैलीय अचार स्वास्थ्य के लिए अच्छे नहीं हैं; लेकिन संधिशोथ, संधिवात, साइनसाइटिस, गलशोथ, जुकाम और अति अम्लता के रोगियों को इनसे खासतौर पर बचना चाहिए।

पका आम अपने औषधीय गुणों के लिए प्रसिद्ध है। यह हृदय को मजबूती देता है, रूप-रंग सँवारता है और भूख बढ़ाता है। यह शरीर के सात पौष्टिक तत्त्वों को बढ़ाता है, जो इस प्रकार हैं—भोजन, रस, खून, मांस, वसा, हड्डी, अस्थिमज्जा और वीर्य। यह यकृत की अव्यवस्थाओं, वजन कम करने और अन्य शारीरिक बाधाओं में लाभदायक है।

औषधीय गुण

वजन कम होने की स्थिति में आम-दूध का सेवन आदर्श उपचार है। इस तरह के उपचार के लिए पके और मीठे आमों का चुनाव किया जाना चाहिए। इसे दिन में तीन बार लेना चाहिए—सुबह, दोपहर और शाम। पहले आम लेना चाहिए और उसके बाद दूध पीना चाहिए। आम में शर्करा प्रचुर मात्रा में रहती है, लेकिन प्रोटीन की कमी पाई जाती है। दूसरी तरफ दूध में प्रोटीन की प्रचुर मात्रा होती है, लेकिन शर्करा की कमी पाई जाती है। एक की कमी दूसरे द्वारा पूरी कर ली जाती है। आम को दूध में बहुत अच्छी तरह मिलाकर आम-दूध आहार कम-से-कम एक महीना लेने से स्वास्थ्य में सुधार होता है, ताकत आती है और वजन बढ़ता है। आम-

दूध का उपचार कई बीमारियों, जैसे—दृष्टि दौर्बल्य, कब्ज, अपच, दुबलापन, क्षय रोग की प्रारंभिक अवस्था, गुरदों के विकार, लैंगिक अक्षमता और शर्करा-रहित अत्यधिक पेशाब आना इत्यादि रोगों के लिए प्रभावशाली उपचार है। आम की गुठली का चूर्ण अस्थमा, दस्त, पुरानी पेचिश, अति रजःस्राव, श्वेत प्रदर, खूनी बवासीर और गोल कृमि के लिए प्रभावशाली दवा है। इसे शहद के साथ या शहद के बिना लगभग बीस या तीस ग्रेन की मात्रा में लेना चाहिए।

आम की सूखी कोमल पत्तियों का पाउडर मधुमेह में उपयोगी है। जले-कटे पर सूखी पत्तियों की भस्म का उपचार उपयोगी है। पत्तियों या टहनियों से प्राप्त दूधिया द्रव्य तलवे की दरारों में लगाना उपयोगी है। पेड़ से आम को तोड़ने पर निकलनेवाला द्रव्य बिच्छू के काटे या मधुमक्खी के डंक पर लगाने से तत्काल राहत मिलती है। इसको इकट्ठा करके बोतल में रखा जा सकता है।

□

केला

केले का वानस्पतिक नाम 'मूसा पारादिसिआका' है। विश्वास किया जाता है कि इस फल का मूल स्थान भारत और मलाया ही है। केला भारत के सभी धर्मों और सामाजिक समारोह-आयोजनों में बहुत शुभ और पवित्र माना जाता है।

यूरोप में पौराणिक युग में इसे स्वर्ग का सेब (एप्पल ऑफ पैराडाइज) कहा जाता था। दुनिया के अनेक भागों के लोगों का यह प्रमुख भोजन है। भारत में केले का उत्पादन करनेवाले तीन प्रमुख क्षेत्र हैं—दक्षिणी भारत, पश्चिमी भारत और पूर्वी भारत। पूर्वी भारत में यह बिहार से असम तक पैदा किया जाता है। केला केवल समशीतोष्ण क्षेत्रों में ही हो सकता है, क्योंकि उसे गरम और नमीवाली जलवायु चाहिए। यह असम में 2,500 और दक्षिण भारत में 5,000 फीट की ऊँचाईवाले क्षेत्रों में पैदा होता है।

आहार मूल्य

केले में अनेक पौष्टिक गुण होते हैं। यह किसी अन्य फल की तुलना में ज्यादा ठोस होता है और इसमें पानी का अंश कम होता है। इसलिए इससे कैलोरी ज्यादा मिलती है। एक बड़े अच्छे पके केले से 100 से ज्यादा कैलोरी मिलती है।

केले में आसानी से हजम हो जानेवाला शकर भरपूर होता है। इसलिए यह शीघ्र ऊर्जा प्राप्त करने और थकान दूर करनेवाला है। इसमें थोड़ी-बहुत मात्रा में विटामिन 'डी', 'ई', 'जी' और अच्छी मात्रा में मैग्नीशियम, सल्फर (गंधक) और ताँबा जैसी धातुएँ पाई जाती हैं।

औषधीय गुण

केले के सेवन से शरीर में कैल्सियम, फॉस्फ़ोरस और नाइट्रोजन का अच्छा

भंडारण होता है, जिनसे मजबूत और नए ऊतकों का निर्माण होता है। केले में इन्वर्ट शुगर भी होती है, जो उपापचय (मेटाबोलिज्म) के लिए बहुत मददगार होती है।

आँतों की बीमारियाँ : आँतों में कोई रोग हो जाए तो पथ्य (रोगी को दिया जानेवाला भोजन) के रूप में केला दिया जाता है, क्योंकि इसका गूदा बहुत नरम और चिकना होता है। इसमें एक ऐसा मिश्रण (रसायन) पाया जाता है, जिसे अभी तक कोई नाम नहीं दिया जा सका है। कुछ लोग इसे विटामिन 'यू' अर्थात् 'अल्सर का विरोधी' कह देते हैं।

केवल यही एक ऐसा फल है जो अल्सर के पुराने मामलों में भी अपने प्राकृतिक रूप में बेखटके खाया जा सकता है। यह विभिन्न पाचक रसों की अति अम्लता को दूर करता है और पेट की भीतरी दीवारों पर परत चढ़ाकर अल्सर की खराश को कम करता है। पके हुए केले बड़ी आँत में घाव की वजह से आई सूजन के इलाज में बहुत मदद करते हैं; क्योंकि केला चिकना, मुलायम और आराम से हजम होनेवाला, हलका सा दस्तावर (पेट साफ करनेवाला) होता है। पके केले इस रोग के लक्षणों की गंभीरता को कम करते हैं और रोग को जल्दी ठीक करते हैं।

कब्ज और अतिसार (दस्त) : पके हुए केले बड़ी आँत के कार्य को सामान्य बनाते हैं। कब्ज का इलाज करने में केले इसलिए मददगार होते हैं, क्योंकि इनमें 'पैक्टिन' नामक रसायन भरपूर मात्रा में होता है। यह पानी सोख लेता है, जिससे पेट में मल की मात्रा बढ़ जाती है। केले आँतों में मौजूद हानिकारक दंडाणुओं (बेसिली) को लाभकारी जीवाणु एक्डीडोफिलस बेसिली में बदल देते हैं।

आमवात और गठिया : आमवात और गठिया के इलाज में भी केलों से बहुत सहायता मिलती है। इन रोगों में तीन-चार दिन तक केवल केले खाने की सलाह दी जाती है। रोगी को रोज आठ-नौ केलों के अलावा कुछ और खाने को न दिया जाए।

खून की कमी : केले में लौह की मात्रा भरपूर होती है। इसलिए खून की कमी दूर करने में केला बहुत सहायता करता है। यह खून में लाल कणों की वृद्धि करता है।

गुरदे के रोग : केला में प्रोटीन और नमक कम मात्रा में होते हैं, मगर कार्बोहाइड्रेट्स की मात्रा ज्यादा होती है। एक रोग होता है—रेमि, जो गुरदे में खून जमा हो जाने और गुरदों के ठीक से काम न कर पाने के कारण जहर बनने का

तकनीकी नाम है। इसके इलाज में भी केला बहुत उपयोगी है।

इसमें रोगी को प्रतिदिन आठ-नौ केले तीन दिन तक खाने दें। इसके अलावा रोगी को और कुछ खाने को न दिया जाए। यह इलाज नेफ्राइटिस सहित गुरदे के सभी रोगों में सफल हुआ है।

क्षय रोग (टी.बी.) : क्षय रोग (तपेदिक) जैसे रोगों के इलाज में भी केला उपयोगी है। ब्राजील, दक्षिण अमेरिका के डॉ. जे. मोंटोल्विज के अनुसार, प्लांटेन केले या पकाए जानेवाले साधारण केले का रस तपेदिक के इलाज में चमत्कारक है। वे दावा करते हैं कि इस दवा से उन्होंने तपेदिक के ऐसे रोगियों का दो माह में सफल इलाज किया है, जिनका रोग बहुत बढ़ चुका था और जो बहुत ज्यादा व बार-बार खाँसते थे, अत्यधिक मात्रा में बलगम (कफ) थूकते थे और जिन्हें बुखार भी तेज रहता था।

मासिक धर्म की गड़बड़ियाँ : कच्चे केले की सब्जी बनाकर उसे दही के साथ सेवन करना मासिक धर्म के समय पीड़ा होने तथा मासिक धर्म में बहुत ज्यादा रक्त जाने को रोकने में असरदार है। समझा जाता है कि केले के फूल महिलाओं में प्रोजेस्टिरेन हारमोन्स की वृद्धि करते हैं, जिससे मासिक धर्म में ज्यादा रक्त नहीं जाता।

सामान्य उपयोग

पके हुए केले भोजन के बाद मीठी चीज के रूप में या नाश्ते के रूप में खाए जाते हैं। सलाद या चाट में दूसरे फलों और सब्जियों के साथ भी उपयोग किए जाते हैं। पूरी तरह से पका केला कैलोरी प्रदान करनेवाला संपूर्ण भोजन होता है। पोषण की दृष्टि से यह आलू जैसा ही है।

उष्णकटिबंधीय देशों में पके हुए केलों से तरह-तरह की मिठाइयाँ बनाई जाती हैं। पूरी तरह से बढ़े हुए, मगर कच्चे केलों से बनाए गए चिप्सों में गेहूँ के आटे के मुकाबले तीन गुना ज्यादा खनिज पाए जाते हैं। शिशुओं और बिस्तर पर स्वास्थ्य-लाभ कर रहे रोगियों के लिए साबुत अनाजों के स्टार्चों के मुकाबले केला ज्यादा आसानी से हजम हो जाता है, जिससे रोगियों के लिए यह आदर्श आहार है।

केले के फूलों की सब्जी बहुत स्वादिष्ट बनती है। जिस डंठल पर केले के गुच्छे लगते हैं उसकी भारत के अनेक भागों में सब्जी बनाई जाती है। केले के पेड़ का तना पशुओं को चारे के रूप में दिया जाता है।

सावधानियाँ

मिठाई या सुबह के नाश्ते अथवा अन्य रूप में खाया जानेवाला केला अच्छी तरह पका होना चाहिए, वरना आसानी से हजम नहीं होगा। कच्चे केले में 20 से 25 प्रतिशत तक स्टार्च होता है। पकने पर यह सारा स्टार्च पूरी तरह से आसानी से हजम होनेवाली शर्करा में बदल जाता है।

केलों को कभी फ्रीज या कोल्ड स्टोर में नहीं रखना चाहिए, क्योंकि कम तापमान के कारण केले देर से पकते हैं। केलों में पोटैशियम की मात्रा बहुत ज्यादा पाई जाती है, इसलिए जिनके गुरदे काम नहीं कर रहे हों उन्हें इसका सेवन नहीं करना चाहिए।

□

खजूर

फलों में खजूर का अपना अलग महत्त्व है। खाद्य पदार्थ के रूप में इसका काफी महत्त्व है। इसे 'सहारा की रोटी' कहा जाता है। परंतु खाद्य के रूप में इसका उपयोग सर्वव्यापी है। यह पहला फल है जिसकी खेती मनुष्य द्वारा की गई है। मेसोपोटामिया में करीब पाँच हजार वर्ष पूर्व ऐसी ईंटें पाई गई हैं जिन पर खजूर के बारे में निर्देश खुदे हुए हैं। मिस्र के प्राचीन स्मारकों में खजूरों के चित्र खुदे हुए हैं। 'बाइबल' में इसके अनेक संदर्भ मिलते हैं।

प्राचीन यूनानियों के बीच खजूर धार्मिक कार्यों के लिए उपयोग में लाया जाता था। फिलिस्तीनियों पर आक्रमण करते समय रोमनों को यह वहाँ मिला था। विश्व-कृषि में इसका मानक स्थान है तथा जरम, भिसू, ट्यूनीशिया, अल्जीरिया, स्पेन, इटली, चीन तथा संयुक्त राज्य अमेरिका में बड़े पैमाने पर इसकी खेती की जाती है।

आहार मूल्य

पोषक के रूप में इसका काफी महत्त्व है। अपने भार का करीब 60 प्रतिशत ग्लूकोज तथा फ्रैक्टोज के रूप में इसमें प्राकृतिक शर्करा है। इसकी शर्करा आसानी से पच जाती है। इस प्रकार गन्ने में प्राप्त होनेवाली शर्करा से यह श्रेष्ठ है।

खजूरों के चयन में काफी सावधानी रखनी चाहिए। चिपचिपा होने की वजह से धूल-कण इसमें आसानी से चिपक जाते हैं। मक्खियों से भी संक्रमण फैल जाने का डर रहता है। अत: अच्छी तरह से पैक किया हुआ खजूर ही खरीदें। उपयोग में लाने के पूर्व इसे भली-भाँति धो लें।

खजूर का प्रयोग रोगाणुओं पर नियंत्रण रखता है तथा आँतों में स्वस्थ बैक्टीरिया उत्पन्न करता है। यह शरीर में ऊर्जा की आपूर्ति तुरंत करता है और क्षतिग्रस्त कोशिकाओं की मरम्मत करता है।

खजूरों का उपयोग कई तरह से किया जाता है। दूध के साथ लेने से खजूर की पौष्टिकता काफी बढ़ जाती है। सहारा के धनी लोग इसे मक्खन के साथ लेते हैं। वे इसके बीज को निकालकर उसमें मक्खन भर देते हैं और तब बड़े चाव से खाते हैं। वसा प्राप्त करने का यह वैज्ञानिक तरीका है।

खजूर को पकाने के भी विभिन्न तरीके हैं। उबले दूध में इसे मिला देने से बहुत स्वादिष्ट तथा पौष्टिक पेय तैयार होता है। इसे पुडिंग के रूप में खाया जाता है। इसके लिए खजूर को टुकड़ों में काटकर दूध में उबाल लिया जाता है। गाढ़ा बनाने के लिए उसमें थोड़ा सा आटा मिला दिया जाता है। खजूर से जैम, जेली तथा मुरब्बा आदि भी बनाए जा सकते हैं।

औषधीय गुण

खजूर एक सुपाच्य खाद्य पदार्थ है। यह कब्ज में बहुत लाभकारी है, क्योंकि इसके रेशे आँतों की सफाई में सहायता करते हैं। इसके क्षारीय तत्त्व अम्लता को कम करते हैं। इसके निकोटिन अम्ल त्वचा के विकार, आँतों की गड़बड़ियों, स्नायुओं, सिरदर्द तथा अनिद्रा को ठीक करते हैं।

अनेक बीमारियों में खजूर का उपयोग विभिन्न तरीकों से किया जाता है। खजूर को घिसकर, पानी में मिलाकर पीने से शराब की उत्तेजना दूर हो जाती है। स्वच्छ एवं ताजा खजूर दूध में मिलाकर पीने से यह बच्चों तथा वयस्कों को समान रूप से पुष्ट करता है। विशेषकर बुखार के बाद स्वास्थ्य-लाभ के दौरान यह पौष्टिक पेय देना चाहिए। सूखा खजूर, जिसे छुहारा के रूप में जाना जाता है, बादाम, पिस्ते की गिरियाँ तथा पेठा के बीजों के पाउडर के मिश्रण के सेवन से काम-शक्ति में काफी वृद्धि होती है। फल के बीजों को भूनकर कॉफी की तरह का पेय बनाया जा सकता है। इस पेय को 'खजूर कॉफी' कहते हैं। पिसे हुए बीजों से आँखों का मरहम तैयार किया जा सकता है।

खजूर का मीठा रस भी तैयार किया जाता है। इसे ताजा भी सेवन किया जा सकता है और इसका गुड़ भी बनाया जाता है। खजूर के रस से खमीर बनाया जा सकता है तथा इससे अल्कोहल भी तैयार किया जा सकता है।

□

जामुन

जामुन एक सामान्य फल है, जो संपूर्ण भारत में बहुतायत में पैदा होता है। इसकी दो किस्में हैं। बड़े जामुन आकार में अंडाकार होते हैं और इन्हें 'सुवा जामुन' कहते हैं। छोटे जामुन आकार में गोल होते हैं और सामान्यतः इन्हें 'खट्टा जामुन' कहते हैं। बड़े जामुन छोटे जामुन की अपेक्षा मीठे होते हैं। पका फल बाहर से काला और अंदर से बैगनी होता है। इसका गूदा खट्टा-मीठा और बीज हरा-पीला होता है।

औषधीय उपयोग

मधुमेह : जामुन का अग्न्याशय पर अच्छा प्रभाव होने के कारण मधुमेह के लिए यह पारंपरिक ओषधि के रूप में उपयोगी है। इस रोग के उपचार में जामुन फल का बीज और रस दोनों ही उपयोगी हैं। बीज में ग्लूकोसाइड 'जंबोलिन' मौजूद रहता है, जो कि ग्लूकोज के अधिक उत्पादन के मामले में स्टार्च में शर्करा के पैथोलॉजिकल रूपांतरण को जाँचने की क्षमता रखता है, ऐसा कम विश्वास किया जाता है। इसे सुखाकर, चूर्ण बनाकर तीन ग्राम के हिसाब से पानी के साथ दिन में तीन या चार बार लेने से पेशाब में शर्करा की मात्रा घटती है और न बुझनेवाली प्यास शांत होती है।

मधुमेह के उपचार में तने की छाल को सुखाकर जलाएँ जिससे सफेद रंग की राख मिलती है। इस राख को खरल में कूटकर, छानकर बोतलबंद करना चाहिए। मधुमेह के रोगी को सुबह खाली पेट पानी के साथ 10 ग्राम और दोपहर व शाम के भोजन के एक घंटा बाद प्रत्येक समय 20 ग्राम की मात्रा में इस राख को लेना चाहिए। मधुमेह की गंभीर अवस्था में दिन में तीन बार 30 ग्राम की मात्रा लेनी चाहिए।

दस्त और पेचिश : इस रोग में यह बहुत प्रभावकारी दवा है। ऐसी अवस्था

में इस पाउडर को 5 से 20 ग्राम तक छाछ के साथ लेना चाहिए। इसकी कोमल पत्तियों, जिसमें लहसुन और टैनिक अम्ल की अधिक सांद्रता रहती है, को भी इस रोग में दवा के रूप में इस्तेमाल किया जाता है। इसका इन्फ्युजन, जो कि एक या दो औंस पत्तियों से बनाया जाता है, दिन में दो या तीन बार दिया जाना चाहिए। इसकी छाल का काढ़ा शहद के साथ लेना भी बहुत पुराने दस्त (क्रोनिक) व पेचिश में काफी उपयोगी है।

बवासीर : बवासीर के लिए जामुन एक प्रभावकारी घरेलू दवा है। इसके मौसम में दो या तीन महीने तक नित्य सुबह अच्छे पके जामुन नमक के साथ खाने चाहिए। इस तरह निरंतर उपयोग करने से यह रोग जड़ से निकल जाता है। इतना ही नहीं, उम्र भर यह रोगी की इस रोग से रक्षा करता है। ताजे जामुन को शहद के साथ लेना भी बवासीर के लिए प्रभावी दवा है।

यकृत अनियमितताएँ : जामुन के नैसर्गिक अम्ल पाचक रसों के रिसाव में महत्त्वपूर्ण भूमिका अदा करते हैं और यकृत के कार्यों में संकुचन पैदा करते हैं।

हिस्टीरिया : जामुन का फल हिस्टीरिया के लिए एक प्रभावकारी घरेलू दवा समझा जाता है। तीन किलो जामुन और थोड़ा सा नमक पानी से भरे बरतन में रखकर इसे एक सप्ताह तक धूप में रखना चाहिए। इस रोग से पीड़ित महिला को खाली पेट 300 ग्राम जामुन सेवन करना चाहिए और एक प्याला पानी उस बरतन में से पीना चाहिए। यह उपचार दो सप्ताह तक करना चाहिए।

ल्यूकोरिया : कच्चे जामुन में पके जामुन की अपेक्षा अधिक टैनिक अम्ल होता है। इसके इन्फ्युजन को रक्त-स्तंभक लोशन के रूप में उपयोग में लाया जा सकता है। इस लोशन को ल्यूकोरिया और योनिशोथ के उपचार में उपयोग किया जा सकता है। जिस पानी में जामुन की कोमल पत्तियाँ उबाली जाती हैं, उसे भी ल्यूकोरिया में डूच के रूप में उपयोग में लाया जा सकता है।

लेकिन जामुन का सेवन बहुत अधिक मात्रा में नहीं करना चाहिए, क्योंकि यह कफकारक होता है।

□

नाशपाती

नाशपाती लोकप्रिय फल है। सभी अम्लीय फलों में इसका दर्जा ऊँचा है, क्योंकि अन्य सभी फलों की तुलना में इसमें कम अम्ल रहता है। अति प्राचीन काल से ही आहार के रूप में इसका उपयोग क्रिया जाता है।

नाशपाती पौष्टिक फल है। इसका महत्त्व सेब के बराबर है। हालाँकि नाशपाती का गूदा सेब से थोड़ा कठोर रहता है, पर यह सेब से अधिक रसवाला होता है। सेब की तरह इसमें कुछ बीज रहते हैं। इसकी कई किस्में हैं। यह अपेक्षाकृत थोड़े ऊँचे वृक्ष पर लगता है।

अपनी परिपक्वता की अवस्था से थोड़ा पहले यह अपने सर्वोत्कृष्ट रूप में रहता है। इसे इकट्ठा कर घर में संचित किया जा सकता है। संचयन के दौरान स्टार्च शर्करा में परिवर्तित हो जाने के फलस्वरूप इसमें शर्करा की मात्रा बढ़ जाती है और इसकी सुगंध व स्वाद भी बढ़ जाता है।

यह मूल रूप से शीतोष्ण यूरोप और पश्चिम एशिया का फल है। प्राचीन यूनान और रोम में बहुतायत से यह उपयोग में लाया जाता था। अब यह संसार के सभी शीतोष्ण क्षेत्रों में पैदा किया जाता है। भारत में यह कश्मीर, ऊटी और अन्य पहाड़ी इलाकों में उगाया जाता है। इस फल का मौसम अधिक समय तक रहता है, जो कि ग्रीष्म ऋतु के मध्य से आरंभ होता है और ठंड के मौसम के अंत में खत्म होता है।

आहार मूल्य

नाशपाती में मुख्यतया शर्करा की अधिक मात्रा के कारण इसका महत्त्व अधिक है। इसमें कार्बोहाइड्रेट की मात्रा 11.9 प्रतिशत रहती है। कच्चे फल में पके फल की अपेक्षा अधिक अम्ल रहता है और यह कम मीठा होता है। जैसे ही यह

पक्व अवस्था में आता है, इसकी अम्लता कम होती जाती है और शर्करा की मात्रा बढ़ती जाती है। यह अम्लता इसमें साइट्रिक एसिड से बनती है।

नाशपाती के रासायनिक विश्लेषण से ज्ञात होता है कि इसके प्रति 100 ग्राम खाद्य पदार्थ में आर्द्रता 86, प्रोटीन 0.6, वसा 0.2, खनिज 0.3, रेशा 1.0 और कार्बोहाइड्रेट 11.9 प्रतिशत रहता है। इसके प्रति 100 ग्राम खाद्य भाग में कैल्सियम 8.0, फॉस्फोरस 15.0, लौह 0.5, कैरोटीन 2.8, थायमिन 0.06, रिबोफ्लोविन 0.03 तथा नाइसिन 0.2 मि.ग्रा. रहता है। इसमें पैक्टिन की भी मात्रा अधिक रहती है। इसका कैलोरिक मूल्य 52 है।

औषधीय गुण

नाशपाती का रस अति स्फूर्तिदायक और स्वादिष्ट रहता है। यह उन लोगों के लिए उपयोगी है, जो अम्लीय फल का रस सहन नहीं कर पाते। यह प्यास बुझाने के लिए बहुत अच्छा पेय है और बुखार में बहुत उपयोगी है। यह हलका मूत्रवर्धक भी है।

कब्ज : नाशपाती सेब की अपेक्षा अधिक मृदु व विरेचक है और कब्ज के लिए प्रभावी उपचार है। साधारण मामलों में मध्यम आकार का नाशपाती नाश्ते में या रात्रि के भोजन के बाद लेने से कुछ ही दिनों में अच्छा परिणाम निकलता है। बहुत पुराने मामले में मरीजों को कुछ दिनों तक यह फल या इसका रस लेना चाहिए।

यह फल विरेचक का भी कार्य करता है। इस प्रयोजन के लिए दिन में तीन से चार बार नाशपाती का 250 से 350 मि.ली. रस लेना चाहिए। नाशपाती की नैसर्गिक मिठास सहज ही अवशोषित की जाती है और उसका शरीर द्वारा भरपूर इस्तेमाल किया जाता है। अत: इसके इस्तेमाल से लगातार शुद्धीकरण के कारण किसी तरह की कमजोरी नहीं आती है।

अतिसार और पेचिश : नाशपाती पैक्टिन, मेलिक और साइट्रिक का अच्छा स्रोत है। इन पदार्थों की उपस्थिति के कारण यह फल अतिसार और पेचिश की प्रभावी आहार-ओषधि है।

पित्ताशय की समस्याएँ : पित्ताशय की गड़बड़ियों में रोगी को नाशपाती या इसके रस का सेवन करना चाहिए, क्योंकि पित्त अश्मरी (Gall stone) की अवस्था में इसमें घाव को भरने का विशेष प्रभावी गुण रहता है।

सामान्य उपयोग

साधारणतया नाशपाती को ताजा फल के रूप में सेवन किया जाता है, खासतौर से एशियाई देशों में। पश्चिम में इसका डिब्बाबंद सामग्री के रूप में उपयोग है। इसे पेय और सीरप—दोनों रूपों में व्यापकता से डिब्बाबंद किया जाता है। इसे पकाकर उबले सेब की तरह भी इस्तेमाल किया जाता है।

नाशपाती को सुखाकर भी उपयोग में लाया जाता है। सूखे नाशपाती में कार्बोहाइड्रेट की मात्रा 72.9 प्रतिशत तक रहती है। अत: यह किशमिश और अंजीर की तरह महत्त्वपूर्ण आहार है।

□

नींबू

नींबू साइट्रस ग्रुप का एक महत्त्वपूर्ण फल है। यह पूरे उष्णकटिबंधीय क्षेत्र में बहुत प्रसिद्ध है और इसका उपयोग प्रतिदिन के भोजन में योजक के रूप में होता है। यह महत्त्वपूर्ण स्वास्थ्यवर्धक फल है। ऐसा माना जाता है कि नींबू का मूल उद्‌गम स्थान भारत है। यहाँ काफी पहले से इसे उगाया जाता है। यूरोप से इसका परिचय लगभग तेरहवीं शताब्दी में हुआ। स्पेन निवासी अपने उपनिवेश के प्रारंभ में ही नई दुनिया में इसे ले गए। अतः यह पूरे उष्णकटिबंधीय क्षेत्र में फैल चुका है, जहाँ साइट्रस जाति की यह सबसे सामान्य रूप से उगाई जानेवाली किस्म है।

आहार मूल्य

एसिड लोइस फ्री साइट्रिक एसिड, नैसर्गिक शर्करा, विटामिन 'सी', कैल्सियम और फॉस्फोरस का उत्कृष्ट स्रोत है। इस फल के विश्लेषण से यह दिखाई देता है कि औसत में प्रति 100 ग्राम खाद्य भाग में आर्द्रता 84.6, प्रोटीन 1.5, वसा 1.0, खनिज 0.7, रेशा 1.3 और कार्बोहाइड्रेट 10.9 प्रतिशत होता है। खनिज पदार्थ और विटामिन में प्रति 100 ग्राम नींबू में कैल्सियम 90, फॉस्फोरस 20, लौह 0.3, कैरोटीन 15, थायमिन 0.02, रिबोफ्लोविन 0.03, नाइसिन 0.1 और विटामिन 'सी' 63 मि.ग्रा. रहता है। इसमें लेमन की अपेक्षा काफी मात्रा में विटामिन 'सी' होता है। इसका कैलोरिक मूल्य 50 है।

औषधीय गुण

वेदों में नींबू को 'अमृत फल' माना गया है। प्राचीन भारत के दो विश्व प्रसिद्ध चिकित्सकों—चरक एवं शार्ङ्गधर ने हड्डियों और जोड़ों के विभिन्न रोगों में नींबू से मिलनेवाले लाभों का जिक्र किया है।

स्कर्वी (दाँतों और हड्डियों की बीमारी) : बच्चों में पाया जानेवाला यह एक ऐसा रोग है जिसमें विटामिन 'सी' की कमी से हड्डियाँ, उनके सिर के कोमल ऊतक, कार्टिलेज और दाँत टेढ़े हो जाते हैं। नींबू में विटामिन 'सी' भरपूर मात्रा में मिलता है, इसलिए स्कर्वी रोग से बचाव और उसके इलाज के लिए यह बहुत उपयोगी है। पुराने जमाने में जब लोग महीनों लंबी समुद्री यात्रा करते थे तो विटामिन 'सी' की कमी के कारण उन्हें स्कर्वी हो जाता था। इस फल के रस ने समुद्री यात्रा पर जानेवाले जहाजों के अनेक बेड़ों को इस रोग की चपेट में आने से बचाया। ट्रेड रेग्यूलेशन बोर्डों ने जहाजी बेड़ों के लिए यह अनिवार्य कर दिया है कि जिन दिनों सब्जियाँ न मिलती हों उन दिनों नींबू का रस भरपूर मात्रा में जहाज में रखा और परोसा जाए।

बदहजमी : बदहजमी जैसी समस्याओं को सुलझाने में नींबू का रस बहुत उपयोगी माना जाता है। नींबू के एक चम्मच रस में उतना ही शहद मिलाकर धीरे-धीरे चाटिए। इससे पित्तवाली उलटी, बदहजमी, सीने में जलन और मुँह में पानी भर जाने को रोका जा सकता है।

यदि आपके पेट में ज्यादा तेजाब बनता है तो नींबू के एक चम्मच रस में एक चुटकी सोडा बाइकार्ब (खाने का सोडा) और पानी मिलाकर पी लीजिए। यदि आपका हाजमा खराब है तो यह एक अच्छा हाजमेदार पेय भी है।

मितली और उलटी : अनेक लोगों को यात्रा करते समय, खासकर मोटरकार, बस और पानी के जहाज में उलटी आती है। एक ताजे नींबू के रस में एक चुटकी नमक डालकर पीने से यह शिकायत दूर हो जाती है। कहा जाता है कि नाक के पास नींबू रखने या नींबू सूँघने से मितली अथवा चक्कर नहीं आते।

कब्ज : सुबह-सुबह नित्य कुनकुने पानी में एक नींबू का रस निचोड़कर सेवन किया जाए तो कब्ज से राहत मिलती है। पुरानी कब्ज में नींबू का रस लेने से कब्ज से छुटकारा मिलता है।

पेप्टिक अल्सर : हलकी अम्लता के बाद भी इसका इलाज करने के लिए नींबू का इस्तेमाल किया जा सकता है। नींबू के रस में मौजूद अम्ल के साथ खनिज-लवण ज्यादा बनाने में सहायता करता है। नींबू का रस चिकनाईयुक्त भोजन के दोषों को दूर करता है और पेट में बननेवाले तेजाब को कम करता है।

जुकाम और बुखार : नींबू के रस को पानी में मिलाकर पिया जाए तो यह सभी तरह के बुखार और जुकाम को दूर करता है। विटामिन 'सी' से भरपूर नींबू का रस शरीर में प्रतिरोधी शक्ति बढ़ाता है। शरीर में जमा हुए विषैले पदार्थों को कम

करता है और बीमारी को जल्दी ठीक करता है। यदि नींबू के रस में शहद मिलाकर लिया जाए तो जुकाम और सूखी खाँसी के लिए यह अचूक दवा है।

टॉन्सिलाइटिस : तीव्र टॉन्सिलाइटिस में भी नींबू का रस बहुत असरदार साबित हुआ है। एक गिलास कुनकुने पानी में एक ताजा नींबू का रस चार चम्मच शहद और चौथाई चम्मच नमक मिलाकर धीरे-धीरे पीने से टॉन्सिलाइटिस में आराम मिलता है।

गठिया-वाय : प्राचीन समय से ही नींबू के रस का उपयोग गठिया और आमवात का इलाज करने के लिए किया जा रहा है। नींबू के रस में मौजूद विटामिन 'सी' शरीर के विभिन्न योजक ऊतकों (कनेक्टिव टिशूज) को मजबूत करके जोड़ों की सूजन दूर करता है और दोबारा सूजन आने से रोकता है।

गठिया-वाय तथा आमवात का प्रमुख कारण शरीर में बननेवाला यूरिक एसिड है और नींबू का रस इसे घोलकर निकाल देता है।

मसूड़ों की सूजन : सूजे हुए मसूड़ों में भी नींबू का रस बहुत फायदा पहुँचाता है। मसूड़े सूज जाएँ तो नींबू का रस मिले एक गिलास पानी में एक चुटकी सेंधा नमक मिलाकर पीना चाहिए। नींबू से रस निचोड़ने के बाद उसका रेशेदार भाग दाँतों पर रगड़ना चाहिए, उसके बाद ही उसे फेंकना चाहिए। इससे मसूड़ों में इन्फेक्शन भी दूर हो जाएगा और सूजन भी कम हो जाएगी।

आँख के रोग : नींबू का रस आँखों के रोगों में भी बहुत फायदेमंद है। यदि आँखें सूज जाएँ तो नींबू के रस को हलका गरम करके उसमें थोड़ा सा कुनकुना पानी मिलाकर उसकी कुछ बूँदें आँखों में डालनी चाहिए।

एक भाग नींबू के रस में चार भाग गुलाबजल मिलाकर बुढ़ापे में यदि इसका नियमित इस्तेमाल किया जाए तो मोतियाबिंद से बचा जा सकता है।

मोटापा : मोटापा कम करने के लिए नींबू का रस भी बहुत उपयोगी होता है। यह नाड़ियों को शांत करता है। मोटे लोग सुबह-सुबह खाली पेट एक गिलास हलके गरम पानी में एक नींबू का रस और एक चम्मच शहद मिलाकर सेवन करें तो वजन कम करने में सहायता मिलेगी। इससे दो-तीन महीनों में वजन में पर्याप्त कमी आ जाएगी। अच्छा और बेहतर परिणाम जल्द देखना हो तो कम कैलोरीवाला भोजन करना चाहिए। मोटापा कम करने के लिए व्यायाम करना भी आवश्यक है।

बिच्छू के काटने पर : बिच्छू काट खाए तो दंशवाले स्थान पर नींबू का रस लगाने से आराम मिलता है। इसके ऊपर पोटैशियम परमैग्नेट का एक दाना डाल देना चाहिए। दस मिनट के भीतर वह अपना काम करना शुरू कर देगा।

मूत्राशय का संक्रमण (सिस्टाइटिस) : मूत्राशय के संक्रमण में भी नींबू का रस बहुत लाभदायक है। 180 मि.ली. उबलते पानी में नींबू का एक चम्मच रस मिला दीजिए। अब इसे ठंडा होने दीजिए। ठंडा हो जाने पर 60 मि.ली. पानी हर दो घंटे बाद रोगी को पीने को दिया जाए। इससे मूत्राशय की जलन दूर हो जाएगी और सिस्टाइटिस में आनेवाला खून रुकेगा।

सुंदरता के लिए : सुंदरता बढ़ानेवाले साधन के रूप में भी नींबू का इस्तेमाल किया जा सकता है। एक गिलास चिकनाई-युक्त उबले हुए दूध में एक नींबू निचोड़कर इसमें एक चम्मच ग्लिसरीन मिलाएँ। इसको आधा घंटा छोड़ दें और उसके बाद मिश्रण को चेहरे, हाथों और पाँवों पर रात को सोने से पहले लगाएँ। रोज रात को यह लेप लगाने से आपकी त्वचा सुंदर और स्वस्थ दिखेगी। यह लेप (लोशन) चेहरे को मुँहासों, हथेलियों और तलवों की त्वचा को फटने से बचाता है। इसके साथ-साथ चेहरे और हाथों की खुश्की दूर करता है। चेहरे की त्वचा की गरम-सर्द हवाओं और धूप से रक्षा भी करता है।

बालों के लिए : रोज रात को सोने से पहले बालों में आँवले और नींबू का रस मिलाकर लगाने से बालों का सफेद होना रोका जा सकता है। इससे बाल लंबे होते हैं और रूसी भी दूर होती है।

सामान्य उपयोग

नींबू का उपयोग विशेष रूप से इसके रस के लिए किया जाता है। नींबू के रस का उपयोग अलग-अलग तरीके से किया जाता है। इसको इस्तेमाल करने का सबसे अच्छा तरीका पानी में मिलाकर सेवन करना है। नींबू का सबसे अच्छा इस्तेमाल तो दाल-सब्जियों में निचोड़कर किया जा सकता है, सलाद के ऊपर निचोड़ा जा सकता है या ठंडे अथवा कुनकुने पानी में निचोड़कर पिया जा सकता है।

सावधानियाँ

नींबू के रस का बहुत अधिक इस्तेमाल नहीं करना चाहिए। इसके रस में पाए जानेवाले क्षारीय लवण शरीर में पाए जानेवाले स्वतंत्र यूरिक एसिड को बेअसर करके शरीर के भीतर ही पानी और नमक अलग कर देते हैं, जो शरीर के विभिन्न अंगों में जमा होने लगते हैं। इसलिए देखा गया है कि नींबू के रस का ज्यादा इस्तेमाल करने से गुरदों में पथरी बनने लगती है।

□

पपीता

पपीता उष्णकटिबंधीय क्षेत्र के अति महत्त्वपूर्ण फलों में से एक है। प्राचीन काल में भी इस फल के औषधीय गुण पूरी तरह से ज्ञात थे। न केवल यह बहुत आसानी से पचनेवाला फल है, बल्कि अन्य आहार को पचाने में भी सहायक है।

पपीता लंबोतरा-गोल और गूदेदार होता है। आमतौर पर इसका वजन 0.5 कि.ग्रा. से 2 कि.ग्रा. तक होता है। इसकी मध्य रचना अनेक छोटे-छोटे बीजों से घिरी होती है, यद्यपि फल की बीज-रहित किस्म भी पाई जाती है।

अनुमान है कि पपीते का उद्‌गम स्थान दक्षिणी मैक्सिको और कोस्टारिका हैं। सोलहवीं शताब्दी के मध्य में यह स्पेनिशों द्वारा मनीला ले जाया गया और इसके बाद थोड़े ही समय में यह मलक्का पहुँच गया। वहाँ से इसे भारत में लाया गया। धीरे-धीरे यह सभी उष्णकटिबंधीय और उपकटिबंधीय देशों में फैल गया। अब भारत, मैक्सिको, ब्राजील, पेरू, वेनेजुएला, फिलिपींस और ऑस्ट्रेलिया में इसकी खेती व्यापक रूप से होती है।

पोषक तत्त्व

पपीता पोषक फल है। कुछ आवश्यक पोषक तत्त्व, जैसे—प्रोटीन, खनिज पदार्थ और विटामिनों की दैनिक आवश्यकता इस फल से पूरी की जा सकती है। ताजे फल में लगभग आर्द्रता 90.8, प्रोटीन 0.6, वसा 0.1, खनिज पदार्थ 0.5, रेशा 0.8, कार्बोहाइड्रेट 7.2, कैल्सियम 17, फॉस्फ़ीरस 13 और लौह 0.5 मि.ग्रा. होते हैं। इसमें विटामिन 'ए' प्रचुर मात्रा में होता है, जो प्रति 100 ग्राम में 2,020 से 3,000 अंतरराष्ट्रीय इकाइयाँ है। इसके प्रति 100 ग्राम गूदे में थायमिन 0.04, रिबोफ्लोविन 0.25, नायसिन 0.2 और विटामिन 'सी' 57 मि.ग्रा. है। पपीते के पकने पर विटामिन 'सी' की मात्रा बढ़ जाती है। इसमें कार्बोहाइड्रेट की मात्रा,

खासकर इन्वर्ट शर्करा की अधिक होती है, जो कि पूर्वपचित आहार का रूप है।

औषधीय गुण

पचने में सहायक : आधुनिक वैज्ञानिक खोजों द्वारा उद्‌घाटित तथ्य के अनुसार पपीते में उल्लेखनीय औषधीय गुण हैं। इन गुणों में सबसे महत्त्वपूर्ण दूधिया रस या लेटेक्स में प्रोटीन पचानेवाले एंजाइम की खोज है, जो कि पूरे पौधे में वाहिका के जाल द्वारा ले जाया जाता है। एंजाइम, जिसको पेपैन नाम दिया गया है, अपनी पाचन क्रिया में पेप्सीन के अनुरूप है और इतना ताकतवर समझा जाता है कि अपने वजन के प्रोटीन का 200 गुना तक पचा सकता है। इसका प्रभाव यह है कि ऊर्जा और शरीर संवर्धन सामग्री प्रदान करने के लिए आहार से अधिकतम पोषक मूल्य प्राप्त करने में शरीर के एंजाइम की मदद करता है।

आंत्र अनियमितताएँ : कच्चे पपीते का पेपैन गैस्ट्रिक जूस की कमी, पेट में अस्वास्थ्यवर्धक कफ की अधिकता, अपच, आँत में जलन इत्यादि में अत्यंत लाभकारी है। दवा के रूप में पेपैन अपनी अधिक क्षमता के कारण शीघ्र प्रतिस्थापित होनेवाला पेप्सीन है।

गोल कृमि : कच्चे पपीते का गोल कृमि पर घातक प्रभाव होता है। कृमि बाहर निकालने के लिए इसको शर्करा के साथ उपयोग में लाया जाता है। पपीते के बीज भी बहुत उपयोगी होते हैं, क्योंकि कार्सिन नामक पदार्थ इसमें प्रचुर मात्रा में पाया जाता है, जो गोल कृमियों की बहुत प्रभावी दवा है। पत्तियों में पाए जानेवाले अल्कलाइड कारपेन में भी आँत के कृमियों को नष्ट करने, निकालने की ताकत रहती है।

मासिक धर्म की अनियमितताएँ : कच्चा पपीता गर्भाशय की मांसपेशियों के तंतुओं के संकुचन में मदद करता है। अतः मासिक स्राव के नियमित होने में लाभकारी है। यह खासकर ठंडी के प्रभाव या नवयौवन, अविवाहित लड़कियों में भय के कारण होनेवाले मासिक स्राव के अवसान में सहायक होता है।

यकृत का सूत्रण रोग : पपीते के काले बीज कुपोषण से उत्पन्न यकृत के सूत्रण रोग के उपचार में बहुत लाभकारी हैं। बीजों को पीसकर, उसके एक चम्मच रस में नींबू का दस बूँद ताजा रस मिलाकर प्रतिदिन एक या दो बार महीने भर लेने से आश्चर्यजनक लाभ करता है।

प्लीहा अपवृद्धि : कच्चा पपीता प्लीहा अपवृद्धि में बहुत लाभकारी है। फल का छिलका उतारकर, छोटे-छोटे टुकड़े करके सिरके में मिलाकर एक सप्ताह

तक रख छोड़ना चाहिए। इस तरह परिरक्षित लगभग 20 ग्राम फल को दिन में दो बार भोजन के साथ लेना चाहिए। प्लीहा की अपवृद्धि के उपचार के लिए प्रतिदिन कच्चे पपीते के टुकड़े जीरे व काली मिर्च के साथ भी खाए जा सकते हैं।

गर्भपात : गर्भपात के लिए पपीता बहुत प्रभावकारी दवा है। कच्चा पपीता करी या चटनी के रूप में लेना गर्भपात होने में बहुत प्रभावकारी है। यहाँ तक कि इस प्रयोजन के लिए पका फल भी उपयोग में लाया जाता है।

पपीते का उपयोग कई तरह से किया जाता है। पके ताजे फल का उपयोग नाश्ते, डिजर्ट और फ्रूट सलाद में किया जाता है। इसका उपयोग शीत पेयों, जैम, आइसक्रीम फ्लेवरिंग, क्रिस्टलाइज्ड फ्रूट और सीरप के साथ-साथ डिब्बाबंद के रूप में भी किया जाता है। आमतौर पर कच्चे फल का सब्जी के रूप में उपयोग किया जाता है।

□

बेर

बेर भारत का महत्त्वपूर्ण फल है। यह कड़े फलों में से एक है। अकसर इसे गरीबों का फल कहा जाता है। यह काँटेदार सदाबहार पेड़ है। खाने योग्य एसिड पल्प और कड़ी गुठली सहित यह अंडाकार होता है और इसके फल नारंगी या भूरे रंग के होते हैं। बेर की दो किस्में होती हैं। जंगली किस्म छोटी और गोल होती है, जिसे 'झड़बेर' कहते हैं और कृषि की गई किस्म का फल अंडाकार, गूदेदार, रोमिल और आकार में बड़ा होता है। यह छोटे किस्म की अपेक्षा स्वाद में अधिक मीठा होता है।

बेर चार हजार वर्षों से अधिक समय से चीन में पैदा होता रहा है। अब उष्णकटिबंधीय अफ्रीका और एशिया के शुष्क भागों में व्यापक पैमाने पर पैदा किया जाता है। भारत के सभी हिस्सों में काफी समय पहले से पैदा किया जाता है। इसमें शरद् ऋतु में फूल लगते हैं और शीत ऋतु के अंत में फल आते हैं।

पोषक मूल्य

बेर के विश्लेषण से ज्ञात होता है कि इसके प्रति 100 ग्राम भाग में आर्द्रता 81.6, प्रोटीन 0.8, वसा 0.3, खनिज 0.3 और कार्बोहाइड्रेट 17 प्रतिशत है। इसमें प्रति 100 ग्राम पर खनिज और विटामिन पदार्थों में कैल्सियम 4, फॉस्फोरस 9, लौह 1.8, थायमिन 0.02, रिबोफ्लोविन 9.5, नायसिन 0.7, विटामिन 'सी' 76 और कैरोटीन 21 माइक्रो ग्राम है। इसका कैलोरिक मूल्य 74 है।

औषधीय गुण

बेर रक्त शुद्ध करता है और पाचन में सहायता देता है। यह छाती के रोगों और रक्तस्राव को रोकने में उपयोगी है। इसकी दोनों किस्मों में जिजफिक (Zizphic)

एसिड व टैनिन रहते हैं। छाल कड़वी होती है, जो रक्तस्राव को रोकने में उपयोगी है।

मानसिक दुर्बलता : बेर मानसिक दुर्बलता के उपचार में उपयोगी है। 500 मि.ली. पानी में मुट्ठी भर बेर तब तक उबालने चाहिए जब तक कि वह आधा न रह जाए। इसके बाद इसमें स्वाद के लिए शर्करा या शहद मिलाना चाहिए। इस मिश्रण को रात्रि में सोने से पहले प्रतिदिन एक बार लेना चाहिए। रक्त में अधिक ग्लूटेमिक एसिड पैदा करके यह मस्तिष्क के कार्य को बढ़ाता है।

सर्दी : बेर बार-बार सर्दी और शीत ज्वर के प्रकोप से शरीर की रक्षा करता है। इसके लिए बेर के एक चम्मच ताजे रस को एक चुटकी काली मिर्च के चूर्ण के साथ प्रतिदिन लेना चाहिए।

बवासीर : बवासीर के उपचार के लिए बेर की ताजा पत्तियों को सेंककर उपयोग में लाया जाता है। पत्तियों को सेंकने के लिए उन्हें उबलते पानी के बरतन के ऊपर कपड़ा ढककर उसपर पत्तियाँ रखते हैं। उन पत्तियों को एक दूसरे ढक्कन से ढक देते हैं, ताकि भाप बाहर न जाए। उबली पत्तियों को थोड़े अरंडी के तेल में मिलाकर बनाई गरम पुल्टिस बवासीर पर लगाने से फायदा होता है। अधिक फायदे के लिए इसे एक सप्ताह तक दिन में दो बार लगाना चाहिए।

मुँह की बीमारियाँ : ताजा और कोमल पत्तियों को उबालकर, उसमें थोड़ा नमक मिलाकर कुल्ला करने से गले की खराबी, मुँह में सूजन, मसूड़ों में से खून आना, खट्टे फलों के अधिक उपयोग से जीभ में छाले इत्यादि विकारों में लाभप्रद है।

चर्म रोग : फोड़ा, बालतोड़ आदि को पकाने के लिए पत्तियों और टहनी के पेस्ट को लगाने से अच्छे परिणाम मिलते हैं। बीजों का पेस्ट कष्टकारक फोड़ों और स्टाइज में भी लाभकारी है। बिच्छू के दंश स्थान पर इस पेस्ट को नींबू का एक चम्मच रस मिलाकर पुल्टिस के रूप में उपयोग में लाया जाता है। पत्तियों को उबालकर उस पानी से घाव व फोड़ों को धोने के लिए लोशन के रूप में उपयोग करने से फायदा होता है।

सूजाक : बेर की पत्तियाँ जहरीले सूजाक में उपयोगी होती हैं। इस बीमारी में इन्हें दूध में उबालकर देना चाहिए।

आँख आना : आँख आने पर बेर की पत्तियाँ बहुत उपयोगी ओषधि हैं। पानी में पत्तियों को उबालकर उस पानी से आँख धोनी चाहिए।

मोटापा : बेर की पत्तियाँ मोटापा कम करने के लिए बेहतरीन ओषधि हैं।

मुट्ठी भर पत्तियों को रात भर पानी में भिगोकर रखने के बाद उस पानी को सुबह खाली पेट पीना चाहिए। इस उपचार के बेहतर परिणामों के लिए इसे लगातार कम-से-कम एक माह तक करना चाहिए।

बालों के रोग : बेर की पत्तियों का पेस्ट खोपड़ी व बालों पर लगाने से उन्हें साफ रखता है और खोपड़ी की त्वचा पर होनेवाले किसी रोग के होने से रोकता है। यह बालों को काला व लंबा भी बनाता है।

पेट की बीमारियाँ : बेर के पेड़ की छाल का अतिसार, पेचिश व मरोड़ में घरेलू ओषधि के रूप में उपयोग होता है। इसे चूर्ण या काढ़े के रूप में उपयोग किया जा सकता है। छाल के अंदरूनी भाग को पानी में उबालकर लेने से कब्ज में जुलाब लेने के लिए उपयोगी है।

सामान्य उपयोग

इस फल को ताजा या सूखा खाया जाता है। इसका उपयोग डिजर्ट के रूप में भी किया जाता है। इस फल को शर्करा के साथ सिझाने से स्वादिष्ट डिश तैयार होती है। इससे स्फूर्तिदायक पेय भी तैयार किया जाता है।

□

बेल

बेल का भारत के देशी फलों में महत्त्वपूर्ण स्थान है। इसका गूदा गाढ़ा और खुशबूदार होता है, जिसे ताजा या सूखा दोनों तरह से खाया जाता है। यह वृक्ष आठ से दस मीटर ऊँचा होता है। तना मजबूत और पत्तियाँ सुगंधित होती हैं। फूल खुशबूवाले हरे-सफेद रंग के होते हैं। फल का आवरण बहुत कठोर होता है। इसलिए इसका एक नाम बेलपत्थर भी है।

बेल भारत का स्थानीय वृक्ष है। इस वृक्ष का इतिहास वैदिक काल से उपलब्ध है। बेल फल का उल्लेख 'यजुर्वेद' में किया गया है। बौद्ध और जैन साहित्य में इस फल के पकने की विधि का वर्णन किया गया है। अजंता की गुफाओं की पेंटिंग में भी इसे चित्रित किया गया है।

बेल के वृक्ष का बड़ा धार्मिक महत्त्व है। यह मंदिरों के आस-पास व्यापक रूप से उगाया जाता है। इसे हिंदुओं द्वारा पवित्र समझा जाता है और हिंदू रीति-रिवाजों के अनुसार बेलपत्र परंपरागत रूप से भगवान् शिव को प्रसाद के रूप में चढ़ाया जाता है। ऐसी मान्यता है कि भगवान् शिव का एक वास-स्थान बेल का वृक्ष भी है।

यह पूरे भारत में और अधिकतर दक्षिण-पूर्व एशियाई देशों में उगाया जाता है। उत्तर प्रदेश, उड़ीसा, पश्चिम बंगाल और मध्य प्रदेश में जंगली अवस्था में यह व्यापक रूप से पाया जाता है।

आहार मूल्य

रासायनिक विश्लेषण से ज्ञात होता है कि इसके प्रति 100 ग्राम खाद्य हिस्से में आर्द्रता 62.3, प्रोटीन 1.8, वसा 0.3, खनिज 1.7, रेशा 2.1 और कार्बोहाइड्रेट 31.8 प्रतिशत रहता है। इसमें खनिज और विटामिन तत्त्व प्रति 100 ग्राम भाग में

कैल्सियम 85, फॉस्फोरस 50, लौह 0.6, थायमिन 0.13, रिबोफ्लोविन 1.19, नायसिन 1, विटामिन 'सी' 8 और कैरोटीन 55 माइक्रो ग्राम रहता है। इसका कैलोरिक मूल्य 137 है।

औषधीय गुण

यह भारत के अति उपयोगी औषधीय फलों में से एक है। इसके औषधीय गुण आयुर्वेद ग्रंथ 'चरकसंहिता' में दिए गए हैं। इस वृक्ष के सभी हिस्से—जिनमें तना, छाल, जड़, पत्तियाँ और फल—अपनी परिपक्वता की सभी अवस्थाओं में औषधीय गुण रखते हैं और इनका उपयोग देशी ओषधियों में काफी अरसे से होता है।

ज्यों ही यह फल पकने लगता है, इसमें यथेष्ट औषधीय गुण आ जाते हैं। पका फल सुगंधित, कठोर, ठंडक प्रदान करनेवाला और मृदु विरेचक है। कच्चा या आधा पका फल कठोर, पाचक और एंटीस्कोरबूटिक है।

कब्ज : पका बेल फल सभी मृदु विरेचकों में उत्तम समझा जाता है। यह आँत को साफ और स्वस्थ रखता है। इसके नियमित उपयोग से दो या तीन महीने पुराना संचित मल पदार्थ भी बाहर निकल जाता है। उत्तम परिणाम के लिए इसे शरबत के रूप में लेना चाहिए, जो कि पके फल के गूदे से बनाया जाता है। इसे और अधिक स्वादिष्ट बनाने के लिए इसमें दूध व थोड़ी चीनी डालनी चाहिए। इसे दूध या शर्करा मिलाए बिना भी लिया जा सकता है। एक वयस्क रोगी के लिए लगभग 60 ग्राम फल पर्याप्त रहता है।

दस्त और पेचिश : कच्चा या अधपका फल पुराने दस्त और पेचिश के उपचार में लेना चाहिए। लेकिन ध्यान रहे कि बुखार न हो। उत्तम परिणाम के लिए सूखा बेल या इसका चूर्ण उपयोग में लाना चाहिए। बेल का फल जब हरा हो तो उसके टुकड़े कर धूप में सुखाकर, उसका चूर्ण बनाकर हवाबंद बोतलों में सुरक्षित रखा जा सकता है। इस बीमारी में कच्चे बेल को भूनकर गुड़ या खाँड़ के साथ भी लिया जा सकता है।

जब पका फल उपलब्ध न हो तो मुरब्बे के रूप में हरा बेल भी इस प्रयोजन के लिए उपयोग में लाया जा सकता है। हरे बेल का कवच निकालकर इसे गोल टुकड़ों में काटने के बाद बीज निकालकर पर्याप्त पानी में एक घंटे या अधिक समय तक रखना चाहिए। इसके बाद नरम होने तक उबालना चाहिए। इस मुरब्बे का उपयोग आहार ओषधि के रूप में लाभकारी परिणामों सहित आँत की कई बीमारियों

के लिए किया जा सकता है।

पेप्टिक अल्सर : बेल की पत्तियों का मिश्रण पेप्टिक अल्सर में प्रभावी है। इसके पानी को छानकर सुबह पेय के रूप में लेना चाहिए। इस उपचार को कुछ सप्ताह तक करने से दर्द और तकलीफ में आराम मिलता है। बेल की पत्तियों में टैनिन की मात्रा अधिक रहती है, जो दाह (जलन) कम करता है और अल्सर के घाव भरने में मदद करता है। यह पदार्थ पेट के ग्युकोसा पर कोटिंग बनाता है, अतः अल्सर के घाव भरने में मदद मिलती है।

कान की तकलीफ : इसकी जड़ का उपयोग कान की तकलीफों में घरेलू उपचार के रूप में किया जाता है। इसकी जड़ के कड़े टुकड़े को नीम के तले में डुबोकर जलाना चाहिए। इसके जलते सिरे से निकलनेवाला तेल कान की तकलीफों के लिए बहुत उपयोगी दवा है। नीम के एंटीसेप्टिक गुण, बेल की जड़ के कठोर निचोड़ के साथ मिलने से संक्रमण, अति पुरानी दाह और डिस्चार्ज के उपचार में मदद मिलती है।

श्वसन संबंधी प्रभाव : दक्षिण भारत में प्रचलित नुस्खों के अनुसार बेल की पत्तियों का रस गले की घरघराहट और श्वसन अवरोध में राहत पहुँचाने के लिए किया जाता है। इसमें पत्तियों का रस थोड़ी काली मिर्च के साथ गरम पानी में मिलाकर पेय के रूप में दिया जाता है।

□

मुनक्का

पुरातन काल से ही मुनक्का का खाने में उपयोग किया जाता है। यूनानी और रोमन काल में भी भूमध्यसागरीय व्यापारियों को इसका पता था। मुनक्का विश्व के कई भागों में पैदा किया जाता है; परंतु विश्व उत्पादन की दृष्टि से इटली, स्पेन, फ्रांस, तुर्की, ईरान, अफगानिस्तान, बलूचिस्तान, अमेरिका, ऑस्ट्रेलिया और दक्षिण अफ्रीका अग्रणी हैं।

आहार मूल्य

मुनक्का अपने विरले आहार मूल्य के लिए प्रख्यात है। इसके विश्लेषण से ज्ञात होता है कि प्रति 100 ग्राम पर इसमें औसतन आर्द्रता 20.2, प्रोटीन 1.8, वसा 0.3, खनिज 2, रेशा 1.1 और कार्बोहाइड्रेट 74.6 प्रतिशत रहता है। इसमें खनिज और विटामिन तत्त्वों में प्रति 100 ग्राम पर कैल्सियम 87, फॉस्फोरस 80, लौह 7.7, कैरोटीन 2, थायमिन 0.07, रिबोफ्लोविन 0.19, नायसिन 0.7 और विटामिन 'सी' 1 मि.ग्रा. रहता है। इसका कैलोरिक मूल्य 308 है।

औषधीय गुण

मुनक्का का उच्च खाद्य मूल्य मुख्यत: उसमें विद्यमान शर्करा की मात्रा से है। इसमें अंगूर की तुलना में आठ गुना अधिक शर्करा रहती है। इसमें विद्यमान शर्करा अंगूर की तरह उत्तम प्रकार की होती है, क्योंकि इस शर्करा का अधिकतर हिस्सा ग्लूकोज और फलों की शर्करा से बनता है। जैसा कि विदित है, ग्लूकोज शरीर को शीघ्र ऊर्जा प्रदान करता है। अत: मुनक्का दुर्बलता और बीमारियों के सभी मामलों में उत्कृष्ट खाद्य है। अत: यह स्वास्थ्य-लाभ में भी उपयोगी है।

यूरोप में विभिन्न पुराने रोगों से पीड़ित रोगी कुछ समय तक केवल मुनक्का

का सेवन करते हैं। यह स्वयं में एक उपचार है और इसे 'मुनक्का उपचार' कहा जाता है। ऐसा विश्वास किया जाता है कि इस तरह एक महीना मुनक्का लेने से स्वास्थ्य में पर्याप्त सुधार होता है।

एसिडोसिस : मुनक्का की अधिक क्षारीयता शरीर की अम्लीयता को संतुलित करने में सहायक है। कैलिफोर्निया विश्वविद्यालय में सेवेल द्वारा किए गए अध्ययन से मालूम हुआ है कि करीब 3.5 औंस मुनक्का प्रतिदिन उपयोग करने से पेशाब की अम्लीयता काफी कम हो जाती है। मूत्रीय अमोनिया भी कम हो जाता है। मुनक्का का ऑर्गनिक एसिड पूर्णतया ऑक्सीकृत हो जाता है। मुनक्का का स्वच्छंद उपयोग पुराने एसिडोसिस, जो कि मटन (भेड़ और मांस) और अनाजों की सामान्यत: अत्यधिक खपत के फलस्वरूप होता है, में उपयोगी है।

कब्ज : मुनक्का कब्ज के उपचार में बहुत लाभकारी है। इसे एक गिलास स्वच्छ पानी में चौबीस घंटे भिगोकर रखना चाहिए। इससे ये अंगूर के आकार के हो जाएँगे। इनसे बीज निकालकर सुबह-सुबह खाना चाहिए। जिस पानी में मुनक्का भिगोया गया था उस पानी को भी पीना चाहिए। कुछ दिन नित्य इस प्रकार लेने से पुराना कब्ज भी दूर हो जाता है। आँत की क्रिया नियमित करने के लिए इसका पानी शिशुओं को भी दिया जा सकता है। बच्चे की उम्र के मुताबिक छह से दस मुनक्का उबलते पानी में डालकर, थोड़ी देर रखकर ठंडा होने दें। मुनक्का अच्छी तरह से पीसकर, पानी में उसका रस निकालकर बच्चे को दिया जाता है।

छोटे बच्चों को इसके द्रव्य को छानकर देना चाहिए, ताकि मुनक्का का छिलका इनके पेट को खराब न कर दे।

एनीमिया : आसानी से घुलनेवाले लौह का प्रचुर स्रोत होने के कारण यह खून बढ़ाता है। अत: एनीमिया में बड़ा लाभकारी है।

दुबलापन : जो व्यक्ति अपना वजन बढ़ाना चाहते हैं उनके लिए मुनक्का उत्तम है। इसे प्रति दो पौंड तक लिया जा सकता है।

बुखार, ताप आदि में : मुनक्का का निस्सार बुखार में ओषधि का कार्य करता है। मुनक्का पानी में भिगोकर समान मात्रा के पानी में पीसकर फिर छान लेना चाहिए। इस तरह बनाया गया मुनक्का पानी टॉनिक का कार्य करता है। इसके स्वाद और गुण को बढ़ाने के लिए इसमें थोड़ा नींबू का रस मिला लेना चाहिए।

यौन दुर्बलता : आयुर्वेद में लैंगिक बल प्राप्त करने के लिए काले मुनक्के का उपयोग करने को कहा गया है। इसके लिए मुनक्का स्वच्छ पानी में भली प्रकार धोकर दूध में उबाला जाता है। इससे मुनक्के फूल जाते हैं और मीठे हो जाते हैं। इन

फूले मुनक्कों को खाने के बाद दूध पीना चाहिए। शुरुआत में 200 मि.ली. दूध में 30 ग्राम मुनक्का दिन में तीन बार लेने चाहिए। मुनक्का की मात्रा धीरे-धीरे बढ़ाते हुए 50 ग्राम तक बढ़ाना चाहिए।

सामान्य उपयोग

मुनक्का कई तरीकों से लिया जाता है। दूध के साथ लेने पर यह बहुत उपयोगी है। ये दोनों एक-दूसरे के पूरक हैं, क्योंकि दूध में पर्याप्त प्रोटीन रहता है और मुनक्कों में शर्करा। इसी प्रकार काजू, अखरोट, मूँगफली इत्यादि के साथ लेना भी उपयोगी होता है।

मुनक्का सलाद में भी बहुतायत से प्रयोग किया जाता है। यह बेकरी और मिठाइयों में भी प्रयोग किया जाता है। जैम, जेली, केक व पुडिंग आदि बनाने में इसका व्यापकता से प्रयोग किया जाता है।

□

संतरा

संतरा प्रकृति के उत्तम उपहारों में से एक है। यह बहुत लोकप्रिय और प्रचलित रसदार फल है। यह बहुत स्वादिष्ट और पोषक फल है, जिसका व्यास 12 सें.मी. तक होता है, यद्यपि इसका सामान्य व्यास 6.8 सें.मी. तक होता है। संतरे का उद्गम स्थान दक्षिण चीन है। ऐसा विश्वास किया जाता है कि इसका आगमन दक्षिण भारत में हुआ, जहाँ से सन् 1498 में वास्को-डि-गामा द्वारा पश्चिम में ले जाया गया।

अब इसे पूरे उष्णकटिबंधीय और उप-उष्णकटिबंधीय देशों में सफलतापूर्वक उगाया जा रहा है। भारत में ढीले छिलकेवाला संतरा महाराष्ट्र (नागपुर और पुणे) और असम में बड़े पैमाने पर उगाया जाता है।

आहार मूल्य

संतरा रक्षक आहार घटकों, जैसे—विटामिन 'ए', 'बी', 'सी' और कैल्सियम का प्रचुर स्रोत है। संतरे के विश्लेषण से ज्ञात होता है कि इसके प्रति 100 ग्राम खाद्य भाग में आर्द्रता 87.6, प्रोटीन 0.7, वसा 0.2, खनिज 0.3, रेशा 0.3 और कार्बोहाइड्रेट 10.9 प्रतिशत रहता है। इसके खनिज और विटामिन पदार्थों में कैल्सियम 26, फॉस्फोरस 20, लौह 0.3, थायमिन 0.12, नायसिन 0.3, रिबोफ्लोविन 0.6, विटामिन सी 30 और कैरोटीन 11.4 माइक्रो ग्राम रहता है। इसका कैलोरिक मूल्य 48 है।

औषधीय गुण

संतरा एक पूर्वपचित आहार है, क्योंकि संतरे का स्टार्च सूर्य की किरणों द्वारा आसानी से घुलनेवाली शर्करा में परिवर्तित हो जाता है। अतः यह खून में आसानी से सोख लिया जाता है। उपयोग के तुरंत बाद यह शरीर को ऊर्जा देता है।

बुखार : संतरा सभी प्रकार के बुखारों में उत्कृष्ट आहार है। जबकि बुखार से पाचन शक्ति को भयंकर क्षति पहुँचती है। बुखार से पीड़ित मरीज अत्यधिक विषाक्तता के दौर से गुजरता है और लार की कमी से उसकी जीभ पर परत चढ़ जाती है, भूख व प्यास के लिए उसकी इच्छा नष्ट हो जाती है। संतरे के रस की मनोहारी सुगंध इन अरुचियों को दूर करने में बहुत मदद करती है। संतरे का रस टायफॉइड, क्षय रोग, खसरे में बहुत आदर्श तरल आहार है। इससे शक्ति मिलती है, अधिक मूत्र-विसर्जन होता है और संक्रमण के विरुद्ध शरीर की प्रतिरक्षण शक्ति बढ़ती है। अत: स्वास्थ्य-लाभ शीघ्र होता है।

अपच : संतरा पुरानी अपच के लिए प्रभावी दवा है। यह पाचन अंगों को आराम पहुँचाता है और आसानी से घुलनेवाले रूप में आहार की आपूर्ति करता है। यह पाचक रसों के प्रवाह को भी उद्दीपित करता है, जिससे पाचन में सुधार आता है और भूख बढ़ती है। यह आँत में अनुकूल बैक्टीरिया के विकास के लिए समुचित परिस्थिति का निर्माण करता है।

कब्ज : संतरा कब्ज के उपचार में उपयोगी है। सोते समय और सुबह उठने पर एक या दो संतरा लेना आँत की क्रिया को उद्दीपित करने का उत्कृष्ट तरीका है। संतरे के रस का सामान्य उद्दीपन प्रभाव क्रमाकुंचन को उद्दीपित करता है और बड़ी आँत में खाद्य पदार्थ के संचय, जिसके कारण सड़न और विषाक्तता होती है, को रोकता है।

हड्डी और दाँत की बीमारी : संतरा कैल्सियम और विटामिन 'सी' का उत्कृष्ट स्रोत होने के कारण हड्डी और दाँत की बीमारियों में उपयोगी है। दाँत की संरचना में अनियमितताएँ आमतौर पर विटामिन 'सी' और कैल्सियम की कमी के कारण होती हैं। इसे पर्याप्त मात्रा में संतरा लेने से इन्हें दूर किया जा सकता है। शिकागो के चिकित्सक डॉ. हर्के ने अधिक मात्रा में संतरे का रस देकर पायरिया और दंत-अस्थि क्षय के कई मरीजों का सफल इलाज करने का दावा किया है।

बच्चों की बीमारियाँ : संतरे का रस माँ का दूध न मिल पानेवाले शिशुओं के लिए उत्कृष्ट आहार है। उनकी उम्र के अनुसार आधे से चार औंस तक संतरे का रस प्रतिदिन दिया जाना चाहिए। यह स्कर्वी और रिकेट्स की रोकथाम करता है और विकास में मदद करता है। इस रस को थोड़े बड़े बच्चों को भी लाभकारी परिणामों के लिए दिया जा सकता है, जिनका विकास साधारण तौर पर नहीं होता। उन्हें प्रतिदिन दो से चार औंस तक संतरे का रस देना चाहिए।

हृदय रोग : संतरे का रस शहद के साथ लेना हृदय रोग में बहुत लाभकारी

है। कार्डिएक अवस्थाओं, जैसे—कोरोनरी इस्केमिया और व्यतिक्रम में, जब केवल तरल आहार ही ग्रहण हो, संतरे के रस का शहद के साथ उपयोग बहुत ताकत देनेवाला तरल आहार है।

दु:साध्य कफ-निस्सारण : संतरे का रस चुटकी भर नमक और चम्मच भर शहद के साथ लेना क्षय रोग, अस्थमा, सामान्य सर्दी, ब्रोंकाइटिस और दु:साध्य कफ-निस्सारण से संबद्ध कफ की अन्य अवस्थाओं में प्रभावकारी ओषधि है। फेफड़ों में इसकी सेलाइन क्रिया के कारण कफ-निस्सारण में आसानी होती है और सेकंडरी संक्रमण से रक्षा होती है।

कील-मुँहासे : संतरे का छिलका मुँहासे और कील के उपचार में उपयोगी है। इसके छिलकों को पत्थर पर पीसकर प्रभावित भाग पर लगाना चाहिए। यदि इसे बरसात के पानी के साथ पीसकर लेप किया जाए तो यह अधिक प्रभावी रहता है।

स्वास्थ्य के लिए अन्य उपयोग : संतरे का नियमित उपयोग सामान्य सर्दी, इन्फ्लुएंजा और रक्तस्राव के बार-बार के हमले को रोकता है। इससे व्यक्ति स्वस्थ एवं मजबूत रहता है और दीर्घायु होने में मदद मिलती है। संतरे का रस हर उम्र के व्यक्तियों के लिए उपयुक्त है और हर प्रकार के रोगों में इसे दिया जा सकता है।

उपयोग

संतरे का उपयोग कई तरह से किया जा सकता है। आमतौर पर इसे डिजर्ट फल के रूप में लिया जाता है। संतरे को रस के लिए अधिक उपयोग में लाया जाता है। इसका स्क्वैश भी बनाया जाता है। इसका उपयोग मार्मलेड और जैम बनाने में भी होता है। इसके छिलके से निकाले गए सुगंधित तेल का उपयोग इत्र बनाने में किया जाता है।

□

शरीफा

शरीफा, जिसे 'सीताफल' भी कहा जाता है, उष्णकटिबंधीय फलों के अत्यधिक स्वादिष्ट फलों में से एक है। यह हृदय को ठंडक और स्फूर्ति प्रदान करता है और इसमें शरीर को स्वस्थ रखनेवाले सभी तत्त्व मौजूद हैं।

इस फल का नाम इसके कोमल कस्टर्ड जैसे गूदे के कारण पड़ा है। बढ़िया फल वह होता है जो आकार में बड़ा, पूरा पका हुआ, सफेदी लिये हरे रंग का, सफेद गूदेवाला और बिना ब्रूसेसवाला हो। पेड़ पर पकनेवाले फल कृत्रिम रूप से पकनेवाले फलों की अपेक्षा अधिक अच्छे और पौष्टिक होते हैं।

ऐसा विश्वास किया जाता है कि शरीफा पश्चिम भारत और दक्षिण अमेरिका का देशज है। अजंता की प्राचीन गुफाओं में इस फल को उत्कीर्ण किया गया है, जिससे संकेत मिलता है कि यह भारत का देशज है। आंध्र प्रदेश के हैदराबाद क्षेत्र में, तमिलनाडु और उत्तर प्रदेश में यह बड़ी तादाद में अर्द्धजंगली उपज है। अब यह पूरे उष्णकटिबंधीय क्षेत्र में निम्न और मध्यम ऊँचाई पर व्यापकता से उगाया जा रहा है। यह मौसमी फल है और अक्तूबर से जनवरी के बीच फलता है।

आहार मूल्य

शरीफा पौष्टिक फल है। आसानी से घुलनेवाली शर्करा के कारण, जो कि 23.9 प्रतिशत है और जिसमें ग्लूकोज 14.5 प्रतिशत है, के कारण इसका महत्त्व अधिक है। इस फल के रासायनिक विश्लेषण से ज्ञात होता है कि इसमें प्रति 100 ग्राम खाद्य हिस्से में आर्द्रता 70.5, प्रोटीन 1.6, वसा 0.4, खनिज पदार्थ 0.9, रेशा 3.1 और कार्बोहाइड्रेट 23.5 प्रतिशत रहता है। इसके साथ-साथ प्रति 100 ग्राम खाद्य भाग में कैल्सियम 17, लौह 1.5, थायमिन 0.44, नायसिन 0.33, रिबोफ्लोविन 0.13 और विटामिन 'सी' 37 मि.ग्रा. रहता है। इसका कैलोरिक मूल्य 104 है।

औषधीय गुण

शरीफा अपने महत्त्वपूर्ण औषधीय गुणों के कारण जाना जाता है। ऐसा कहा जाता है कि इसमें पुनर्यौवन प्रदान करनेवाली ओषधि के गुण विद्यमान हैं। यह रक्त बढ़ाता है और उसका संपोषण करता है, याददाश्त तेज करता है, रेडिएंट स्वस्थ बनाता है और दीर्घायु प्रदान करता है। चूँकि शरीफा में वसा और प्रोटीन की मात्रा अधिक रहती है, अत: मांसपेशियों और हृदय की शक्ति बढ़ाता है। इसे मस्तिष्क और तंत्रिका तंत्र के लिए बहुत उपयोगी पाया गया है। इसके गूदे को शहद या गुड़ के साथ बढ़ते बच्चों और स्तनपान करानेवाली माताओं को पौष्टिक टॉनिक के रूप में दिया जा सकता है।

क्षय रोग : इसे क्षय रोग के लिए प्रभावी आहार ओषधि समझा जाता है। इसके मौसम में इससे फर्मेंटेड द्रव 'सीताफलासव' तैयार किया जाता है, जिसका उपयोग क्षय रोग के उपचार में किया जाता है। इसके लिए फल के पाँच कि.ग्रा. गूदे को एक किलो बीजरहित किशमिश के साथ कलईदार बरतन में रखे 25 लीटर पानी में धीमी आँच पर उबालकर तैयार किया जाता है। जब पानी 10 लीटर शेष बचे तब इसे छान लेना चाहिए। इस काढ़े को 5 कि.ग्रा. पिसी मिस्री, इलायची, दालचीनी और अन्य आयुर्वैदिक जड़ी-बूटियों के साथ मिलाना चाहिए। बड़े और पूर्णतया पके फलों को इस प्रयोजन के लिए चुना जाता है।

घाव और अल्सर : शरीफा की पत्तियों में भी औषधीय गुण विद्यमान रहते हैं। इनका पेस्ट बनाया जाता है और घावों तथा अल्सरों पर लगाया जाता है। इनको फीता कृमि को निकालने में भी उपयोग में लाया जाता है। अपने एंटीबैक्टेरियल गुणों के कारण बीजों से निकाले गए तेल का भी उपयोग घावों की मरहम-पट्टी करने में किया जाता है।

हिस्टीरिया : ताजा पत्तियों से एक प्रकार की अरुचिकर गंध निकलती है। अत: पत्तियों का उपयोग अचेत हिस्टीरिया मरीजों के लिए 'स्मेलिंग एजेंट' के रूप में किया जाता है। इन पत्तियों को कुचलकर नथनों पर लगाना चाहिए। इससे हिस्टीरिया के दौरे और उसकी बेहोशी की अवधि कम होगी।

जूँ-लीखें मारने में : शरीफा के बीजों में डिटर्जेंट के गुण रहते हैं। इसका पाउडर जूँ-लीखें मारने में उपयोग में लाया जाता है। इससे रूसी कम होती है। बेसन के साथ मिलाकर पाउडर के रूप में लगाने पर यह अच्छे 'हेयर वॉश' का कार्य करता है।

सामान्य उपयोग

आमतौर पर इस फल को डिजर्ट रूप में लिया जाता है। कभी-कभी इसके गूदे से स्फूर्तिदायक और शक्तिवर्धक पेय तैयार किया जाता है। गूदे, दूध, शर्करा और थोड़े नींबू के रस से बने मिश्रण को कपड़े में रखकर छानना चाहिए। इस तरह इससे प्यास का शमन करनेवाला सुस्वादु पेय तैयार किया जाता है। आइस-पुडिंग के अच्छे फ्लेवर के लिए इसके गूदे को इस्तेमाल किया जा सकता है।

सावधानियाँ

उचित पाचन के लिए शरीफा का गूदा अच्छी तरह से चबाना चाहिए। इसके अलावा फल से छिलके के जरा नीचे अधिक मात्रा में पाए जानेवाले रेतीले अर्द्ध ठोस पदार्थ से बचने के लिए विशेष सावधानी रखनी चाहिए। वस्तुतः यह शरीफा के छिलके का हिस्सा है और इसको खाने से पेटदर्द एवं पाचन संबंधी गड़बड़ी हो सकती है। इसके बीज दाँतों के लिए हानिकारक होते हैं, अतः बीज नहीं चबाने चाहिए।

□

सेब

सेब को एक खास तरह का रक्षात्मक फल माना जाता है। यह अधिक-से-अधिक पोषक तत्त्वों से भरपूर है। इससे केवल ऊर्जा ही नहीं मिलती बल्कि विभिन्न मेटाबोलिक (उपापचय) क्रियाओं के समुचित विकास में भी बहुत मदद मिलती है। वनस्पतिशास्त्र में सेब को 'मालुस पूमिला' कहते हैं। स्कैंडिनेवियन लोग इसे देवताओं का भोजन कहते थे और उनका विश्वास था कि इसमें शरीर व मस्तिष्क का कायाकल्प करने के सभी औषधीय गुण हैं।

सेब आज दुनिया के सर्वाधिक खपतवाले फलों में से एक है। यह दुनिया के सभी संयमित तापमान और उपोष्ण देशों में उगाया जाता है। उष्णकटिबंधीय देशों में यह फल 1,600 मीटर या इससे अधिक ऊँचाई पर उगाया जाता है। भारत के कश्मीर, हिमाचल प्रदेश, कुल्लू और कुमाऊँ की पहाड़ियों में यह व्यापारिक फसल के रूप में उगाया जाता है। दुनिया भर में फलों की 7,500 प्रजातियाँ उगाई जा रही हैं।

सेब से मिलनेवाले पोषक तत्त्वों में प्रमुख तत्त्व शर्करा है, जो सेब में 9 प्रतिशत से 51 प्रतिशत तक पाई जाती है। इस शर्करा का 85 प्रतिशत भाग आसानी से हजम हो जानेवाली दो शर्कराओं से मिलकर बनता है। इसमें फ्रूट शुगर (फल शर्करा) 60 प्रतिशत और ग्लूकोज 25 प्रतिशत होता है। सेब में गन्नेवाली शर्करा केवल 15 प्रतिशत ही होती है।

दवा के रूप में

अच्छा स्वास्थ्य बनाए रखने के लिए और अनेक रोगों के इलाज में सेब बहुत काम आता है। एक बहुत पुरानी कहावत है—'रात को सोने से पहले एक सेब खाइए, डॉक्टर को फाके करवाइए।' आजकल इसे कुछ इस तरह कहा जाता है—

'रोज एक सेब खाइए, डॉक्टर को दूर भगाइए'। इन्हीं कहावतों से पता चलता है कि सेब में कितने स्वास्थ्यवर्धक और पौष्टिक गुण हैं।

सेब में प्रमुख रूप से सक्रिय ओषधि तत्त्व है—'पैक्टिन'। यह प्राकृतिक ओषधि तत्त्व है, जो छिलके के भीतरी हिस्से और गूदे में पाया जाता है। कुछ जहरीले पदार्थों को शरीर से निकाल बाहर करने के लिए 'गैलक्टूरोनिक एसिड' की जरूरत होती है और पैक्टिन से शरीर को यह जरूरी एसिड पर्याप्त मात्रा में मिलता है। इसके अलावा पैक्टिन भोजन नली में प्रोटीन पदार्थों को सड़ने से रोकता है। सेब में 'मेलिक एसिड' पाया जाता है, जिससे आँतों, जिगर और मस्तिष्क को शक्ति प्राप्त होती है।

खून (लाल रक्त कण) की कमी : सेब में आयरन (लौह तत्त्व), आर्सेनिक (संखिया) और फॉस्फोरस भरपूर मात्रा में पाया जाता है, इसलिए सेब खाने से लाल रक्त कणों की कमी दूर होती है। विशेष रूप से सेब का निकाला गया ताजा रस बहुत फायदा करता है।

कब्ज और दस्तों में : कब्ज और दस्तों का इलाज करने में भी सेब के इस्तेमाल से फायदा पहुँचता है। पके सेबों को छिलका सहित चबाकर खाने से कब्ज दूर होती है। आँतों की अच्छी तरह सफाई के लिए कम-से-कम दो सेब रोज खाने चाहिए। दस्तों को रोकने के लिए सेब को भून या सेंककर खाने से फायदा होता है। सेब को पकाने से उसका सेल्यूलोज मुलायम पड़ जाता है और मल की मात्रा को बढ़ाता है।

पेचिश में : बच्चों के तेज या गंभीर तथा पुरानी पेचिश का इलाज करने में भी सेब के इस्तेमाल से फायदा होता है। पके मीठे सेबों का गूदा निकालकर उसे बारीक कर लेना चाहिए और बच्चे की उम्र के अनुसार एक चम्मच से चार चम्मच तक दिन में कई बार देना चाहिए। अमेरिकन मेडिकल एसोसिएशन ने भी पेचिश की एक दवा के रूप में सेब खाने की सिफारिश की है।

पेट की खराबियों में : पेट खराब हो तो सेब से बनी कुदरती दवा के इस्तेमाल से बहुत फायदा होता है। यह दवा तैयार करने के लिए एक पूरे सेब को टुकड़ों में काटकर, मसलकर लुगदी जैसा बना लिया जाता है। फिर उसमें जीरा तथा शहद मिलाकर खाया जाता है।

सेब के डंठल और बीजों को छोड़कर उसका बाकी सारा भाग खा लेना चाहिए। सेब को निगलने से पहले उसे अच्छी तरह चबा लेना चाहिए। पेट की खराबी जल्दी दूर करने के लिए यह दवा दो समय के भोजनों के बीच के समय में

कई बार ली जा सकती है।

सिरदर्द में : हर तरह के सिरदर्द के इलाज में सेब के इस्तेमाल से बहुत फायदा होता है। प्रतिदिन सुबह एक सेब को उसका छिलका और बीज निकालकर उसपर नमक लगाकर खाना चाहिए। इस प्रकार सेब का यह इस्तेमाल एक सप्ताह तक करना चाहिए। अगर सिरदर्द बहुत पुराना और तीव्र होता है तब भी बहुत फायदा होता है।

दिल के रोगों में : दिल के रोगियों को सेब से विशेष लाभ होता है। शहद के साथ सेब खाने से दिल की कार्य-प्रणाली संबंधी रोगों में बहुत फायदा होता है। कैलिफोर्निया विश्वविद्यालय की डॉ. एलिजाबेथ बैरेट कैत्रोर द्वारा हाल ही में किए गए अनुसंधान से पता चला है कि जिन लोगों को उनके भोजन से पोटैशियम भरपूर मात्रा में मिलता है, वे दिल के दौरे से बचे रहते हैं। सेबों से भरपूर पोटैशियम मिलता है, इसलिए इनके इस्तेमाल से दिल के रोगों से बचाव हो जाता है।

उच्च रक्त चाप में : उच्च रक्त चाप रोकने में भी सेब को बहुत गुणकारी माना गया है। सेब बहुत जल्दी तथा भरपूर मात्रा में पेशाब बनाता है और गुरदे तक सोडियम क्लोराइड की मात्रा कम-से-कम पहुँचाकर उन्हें आराम पहुँचाता है। सेब से मिलनेवाले पोटैशियम की मात्रा ऊतकों में बढ़ जाने से उनमें सोडियम की मात्रा कम हो जाती है।

जोड़ों का दर्द : आमवात (गठिया) और संधिवात (जोड़ों में सूजन और दर्द), खासकर जब ये रोग यूरिक अम्ल की अधिकता से हुए हों, के इलाज के लिए सेब बहुत ही उपयोगी माना गया है।

सेब में पाया जानेवाला मैलिक एसिड शरीर में मौजूद यूरिक एसिड को बेकार कर देता है और रोगी को आराम पहुँचाता है। सेबों को उबालकर बनाई गई जेली (एक तरह का लेप) गठियावाली जगह पर लगाने से दर्द में बहुत आराम मिलता है। इस लेप को दर्दवाली जगह पर अच्छी तरह मलना चाहिए।

सूखी खाँसी में : सूखी खाँसी में मीठे सेबों से बहुत फायदा होता है। इसके लिए रोगी को प्रतिदिन 250 ग्राम के हिसाब से मीठे सेब एक सप्ताह तक खाने चाहिए।

यदि दूध के साथ सेब रोज खाया जाए तो इससे स्वास्थ्य और यौवन बना रहता है। इसके साथ ही त्वचा भी स्वस्थ और चमकदार बनती है। सेब के सेवन से हृदय की कार्य-प्रणाली ठीक रहती है और दिमाग को तनाव से राहत मिलती है। इसका यह लाभ लगातार बैठकर काम करनेवाले लोगों को ज्यादा मिलता है।

सावधानियाँ

सेबों को सड़ने या खराब होने से बचाने के लिए उनपर कई तरह के जहरीले रसायन छिड़के जाते हैं। इसलिए खाने या अन्य उपयोग में लाने के लिए छीलने-काटने से पहले उन्हें अच्छी तरह से धो लेना चाहिए।

□

सब्जियाँ

अदरक

अदरक कंदवाली वनस्पति है। इसका एशिया और यूरोप में मसाले के रूप में बहुत प्राचीन काल से उपयोग हो रहा है। यह स्वास्थ्य के लिए बहुत उपयोगी है तथा कई बीमारियों में इसका उपयोग ओषधि के रूप में होता है। अदरक एक बारहमासी पौधा है, जिसका प्रकंद (राइजोम) भूमि के नीचे फैलता है। जब ऊपर की पत्तियाँ सूख जाती हैं तब उसे खोदकर निकालते हैं। यह ताजे अदरक के रूप में सब्जी के साथ मिलता है। सुखाए हुए अदरक को 'सोंठ' कहते हैं।

अदरक की उत्पत्ति भारत में हुई मानी जाती है तथा चीन भी इससे बहुत समय से परिचित है। इसका मसाले और ओषधि के रूप में बहुत समय से भारत और चीन में उपयोग हो रहा है। इसका संस्कृत और चीनी ग्रंथों में भी उल्लेख मिलता है। यूरोप में यह ईसा से पहली शताब्दी बाद से जाना जाता है। तत्पश्चात् ही यह सभी उष्णकटिबंधीय देशों में प्रचलित हो गया। अदरक की खेती पूरे भारत में होती है। केरल का अदरक स्वाद व सुगंध में अन्य स्थानों की अपेक्षा उत्तम होता है।

औषधीय गुण

भारत में अदरक का उपयोग ओषधि के रूप में वैदिक काल से ही हो रहा है। इसे महोषधि कहते हैं। पूर्वकाल में चिकित्सक अदरक को बालहर तथा किण्वनरहित (एंटी-फर्मेंटिंग) ओषधि के रूप में उपयोग करते थे। यूनानी चिकित्सक गेलन अदरक का उपयोग शरीर के डिफेक्टिव ट्यूमर ठीक करने के लिए करते थे। वे अदरक का उपयोग शरीर में कफ के असंतुलन से होनेवाले लकवे में करते थे। एविसीना ने इसका उपयोग कामोत्तेजक के रूप में किया था। पोमोस ने भी सदियों पहले इसका उपयोग गाउट के उपचार में किया था।

अब अदरक का उपयोग भारत और सुदूर पूर्व की स्थानीय दवाइयों में व्यापक पैमाने पर किया जाता है। आंतरिक रूप से लेने पर वातहर, उद्दीपक और बाहरी रूप से चर्म रक्तकर और प्रदाहोत्पादक के रूप में इसका उपयोग किया जाता है।

पाचन-तंत्र संबंधी गड़बड़ी : अदरक पाचन-तंत्र की गड़बड़ियों के लिए मूल्यवान् ओषधि है। यह बदहजमी, बादी, कोलिक, उलटी, ऐंठन और बिना बुखार के पेट व आँत की अन्य दर्दकारक गड़बड़ियों के लिए बहुत उपयोगी है। भोजन के बाद अदरक का एक बड़ा टुकड़ा नियमित रूप से खाने से इन बीमारियों से निश्चित ही रक्षा होती है। यह सुरक्षात्मक प्रतिक्रिया अधिक लार निकलने, डायास्टेट रस निकलने और जल्दी उड़ जानेवाले तेल के कारण होती है।

ताजा अदरक के एक चम्मच रस को ताजे नींबू और पुदीने के एक चम्मच रस एवं चम्मच भर शहद के साथ लेना मांसाहारी और तले हुए पदार्थ लेने, थकावट, पीलिया तथा बवासीर से होनेवाली बदहजमी, उलटी के लिए प्रभावी दवा है। इन अवस्थाओं में इसे दिन में तीन बार लेना चाहिए।

कफ और सर्दी में : यह कफ और सर्दी के लिए उत्कृष्ट ओषधि है। कफ होने पर अदरक का ताजा रस शहद के साथ दिन में तीन या चार बार लेना चाहिए। सर्दी के मामले में अदरक के छोटे-छोटे टुकड़े काटकर उसे एक कप पानी में उबालना चाहिए और इसे छानकर, आधा चम्मच शर्करा मिलाकर गरम-गरम पीना चाहिए। चाय में चायपत्ती डालने से पहले अदरक के टुकड़े डालकर पीना भी सर्दी और उससे होनेवाले बुखार में प्रभावी है।

श्वसन संबंधी बीमारी : मेथी के एक कप काढ़े में चम्मच भर ताजे अदरक का रस और स्वाद के लिए शहद मिलाकर लेना इन्फ्लुएंजा के ज्वर को कम करने के लिए उत्कृष्ट स्वेदकारी मिश्रण है। यह ब्रोंकाइटिस (श्वास-नलिकाशोथ), दमा, कुकुर खाँसी और फेफड़ों की तपेदिक (टी.बी.) में कफ उत्सर्जक के रूप में कार्य करता है।

दर्द : अदरक एक उत्कृष्ट दर्दनिवारक है। यह सभी प्रकार के दर्द ठीक करता है। सोंठ को पानी के साथ घिसकर ललाट पर लगाने से सिरदर्द में राहत मिलती है। इसका टुकड़ा चबाने से दाँत दर्द का शमन होता है। कान में अदरक के रस की कुछ बूँदें डालने से कान दर्द में राहत मिलती है।

यौन दुर्बलता : अदरक का रस एक महत्त्वपूर्ण कामोत्तेजक तरल है। यह लैंगिक दुर्बलता में बहुत फायदेमंद है। अच्छे परिणाम के लिए अदरक का आधा

चम्मच रस आधे उबले अंडे व शहद के साथ रात में एक माह तक लेना चाहिए। यह यौन अवयवों को चुस्त करके नपुंसकता, शीघ्र वीर्य-पतन और स्पर्मेटोरिया ठीक करता है।

मासिक धर्म की गड़बड़ी : अदरक मासिक धर्म की गड़बड़ी को ठीक करता है। एक कप पानी में अदरक का ताजा टुकड़ा डालकर कुछ मिनट उबालना चाहिए। यह मिश्रण भोजन के बाद तीन बार शक्कर के साथ लेने से ठंडी हवा लगने और ठंडे पानी से नहाने के कारण होनेवाले कष्टार्तव और अनार्तव (dysmenorrhoea और amenorrhoea) में दवा का कार्य करता है।

सामान्य उपयोग

चूँकि अदरक बहुत स्वादिष्ट नहीं है, अत: उसका उपयोग विभिन्न तरीकों में अल्प मात्रा में या सूक्ष्म रूप से किया जाता है। इसे सब्जियों में डाला जाता है। सूखे प्रकंद को सुखाने से पहले छीलकर, काटकर डालने से एक मसाला तैयार होता है और सुगंध, तीखेपन, सुवास के लिए जाना जाता है। यह करी पाउडर का एक घटक है। अदरक चीनवासियों की रसोई में व्यापक पैमाने पर उपयोग में लाया जानेवाला कंद है।

अदरक से एक तेल निकलता है, लेकिन इसमें तीखेपन की कमी होती है। एसेंस और इत्र बनाने के लिए भी इसे उपयोग में लाया जाता है।

□

आलू

आलू संसार में सबसे अधिक लोकप्रिय और व्यापक पैमाने पर प्रयोग में लाई जानेवाली सब्जी है। यह दैनिक आहार का अपरिहार्य घटक और पोषण का महत्त्वपूर्ण स्रोत है। आलू का उद्गम स्थान दक्षिण अमेरिका है, जहाँ इसकी खेती अति प्राचीन समय से हो रही है। सोलहवीं शताब्दी के उत्तरार्ध में यूरोप का इससे परिचय हुआ। सन् 1771 से इसका आहार मूल्य समझा गया, जब आहार की एक वस्तु की खोज के लिए, जिसे अकाल में गेहूँ की जगह इस्तेमाल किया जा सकता था, फ्रांस में इसे पुरस्कार प्रदान किया गया। परिमाण और मूल्य के आधार पर आलू विश्व में गेहूँ सहित अन्य सभी फसलों से अधिक होता है।

आहार मूल्य

आलू में उच्च पोषक तत्त्व रहते हैं। इसका मुख्य आहार तत्त्व स्टार्च है। लेकिन इसमें उच्च जीव-वैज्ञानिक मूल्य की उल्लेखनीय मात्रा का प्रोटीन रहता है। इसमें क्षारीय नमक की पर्याप्त मात्रा रहती है। यह सोडा, पोटाश और विटामिन 'ए' व 'बी' से भरपूर होता है।

आलू के रासायनिक विश्लेषण से स्पष्ट है कि इसके प्रति 100 ग्राम खाद्य पदार्थ में आर्द्रता 74.7, प्रोटीन 1.6, वसा 0.1, खनिज 0.6, रेशा 0.4, कार्बोहाइड्रेट 22.6 प्रतिशत रहता है और इसके प्रति 100 ग्राम खनिज एवं विटामिन पदार्थ में कैल्सियम 10, फॉस्फोरस 40, लौह 0.7, कैरोटीन 24, थायमिन 0.10, रिबोफ्लोविन 0.01 तथा विटामिन 'सी' 17 और नायसिन 1.2 मि.ग्रा. रहता है। इसका कैलोरिक मूल्य 97 है।

औषधीय गुण

आलू में कई औषधीय गुण हैं। यह अत्यधिक क्षारीय आहारों में से एक है

और पोटाश व सोडे से भरपूर है। अतः यह शरीर का क्षार रिजर्व बनाए रखने में बहुत सहायक है और अम्ल या अम्लरक्तता की अति मात्रा के लिए प्राकृतिक विषहर है। यह यूरिक एसिड और चूने में आसानी से घुल जाता है। आलू आँत में खमीर उठने (फर्मेंटेशन) की प्रक्रिया को रोकने में सक्षम है और पाचन-तंत्र में अनुकूल बैक्टीरिया के विकास में भी सहायक हैं।

स्कर्वी रोग में : यह स्कर्वी रोग की उत्कृष्ट आहार ओषधि समझा जाता है। यह देखा गया है कि यूरोप में आलू की खेती की उन्नति से स्कर्वी रोग अधिक-से-अधिक असामान्य हो गया है और यह रोग तभी दृष्टिगोचर होता है जब इसकी फसल कम होती है।

गठिया में : कच्चे आलू का रस गठिया के लिए उत्कृष्ट ओषधि है। कच्चे आलू को मसलकर उसका रस भोजन से पहले एक या दो चम्मच लेना चाहिए। यह एसिड कंडीशन निकालने में मदद करता है और गठिया से छुटकारा दिलाता है। इंग्लैंड के कुछ ग्रामीण क्षेत्रों में यह प्रथा है कि इस रोग से ग्रस्त व्यक्तियों को अपनी जेब में एक आलू रखना चाहिए, इस विश्वास से कि आलू खुद ही कुछ अम्ल गठियाग्रस्त व्यक्ति के शरीर में से सोख लेगा। पुराना आलू फेंक दिया जाता है और कुछ दिनों बाद नया आलू रख लिया जाता है।

पाचन-तंत्र की अनियमितताएँ : कच्चे आलू का रस पेट और आँत की अनियमितताओं के लिए उपयोगी है। गुलाबी आलुओं से पेट के अल्सर का उपचार किया जाता है। आलू के रस से जठरशोथ के निवारण में सहायता मिलती है। भोजन के आधे घंटे पहले आधा कप आलू का रस दो या तीन समय लेने की सलाह दी जाती है। गेस्ट्रो-इंटेस्टाइन बीमारियों और विषाक्तता में आलू अप्रदाहजनक घटक के रूप में दिया जाता है।

त्वचा दोष : कच्चे आलू का रस भी त्वचा दोषों को दूर करने में बहुत उपयोगी है। आलू में पोटैशियम, सल्फर, फॉस्फोरस और क्लोरीन उच्च मात्रा में रहने से यह सफाई के काम आता है। इन तत्त्वों का महत्त्व तभी है जब आलू कच्ची अवस्था में हो, इस अवस्था में वे जीवित ऑर्गेनिक कणों से बने होते हैं। पकी हुई अवस्था में वे इनॉर्गेनिक कणों में बदल जाते हैं और फिर रचनात्मक प्रयोजनों के लिए कम महत्त्व के होते हैं।

त्वचा को काल प्रभावित होने से बचाने के लिए छिले हुए कच्चे आलुओं के रसीले गूदे को पुल्टिस के रूप में प्रयोग किया जाता है। मुँह और शरीर के अन्य झुर्रीदार भागों में रात को इसके गूदे की मालिश करने से यह झुर्रियाँ मिटाने, काल

प्रभावित धब्बों को दूर करने और त्वचा को साफ रखने में मदद करता है। कच्चे आलू के गूदे का रस विटामिन 'सी' और प्राकृतिक स्टार्च में मिला देने से 'त्वचा आहार' तैयार होता है, जो त्वचा के सूखे कोशिकामय ऊतकों का पोषण करता है।

सूजन : कच्चे आलू का रस बाहरी तौर पर लगाना सूजन, जोड़ों व स्नायुओं की अन्य अनियमितताओं के उपचार के लिए उपयोगी है। रस निकालने के बाद उसे मूल मात्रा का पाँचवाँ भाग शेष रहने तक उबालना चाहिए। परिरक्षक के रूप में थोड़ी ग्लिसरीन भी उसमें मिला देनी चाहिए। इस रूप में इसे लेप के रूप में प्रयुक्त करना चाहिए। प्रभावित हिस्से की सिंकाई के बाद लेप लगाना चाहिए और दर्द होने व सूजन हटने तक प्रत्येक तीन घंटे में इसे दोहराते रहना चाहिए।

आँखों की जलन : इसके लिए पतले लिनेन के दो टुकड़ों के बीच पिसे आलुओं को रखकर दबाने से प्रभावकारी परिणाम निकलते हैं। पेड के बहुत गरम या सूख जाने के पहले इसे बदल लेना चाहिए।

सामान्य उपयोग

इसका उपयोग कई तरह से किया जा सकता है। इसे उबाला, भूना और अन्य वनस्पतियों के साथ पकाया जा सकता है; लेकिन इसे इस तरह पकाना चाहिए कि इसके सभी पौष्टिक गुण इसमें सुरक्षित रहें। इसका अधिकतम उपयोग करने के लिए इसे हमेशा छिलके के साथ पकाना चाहिए, क्योंकि आलू का अति पोषक भाग उसके छिलके के एकदम नीचे रहता है और इस विशिष्ट सतह में प्रोटीन एवं खनिज पदार्थ बहुत अधिक मात्रा में रहते हैं।

सावधानियाँ

मोटे व्यक्तियों को आलू कम खाना चाहिए, क्योंकि इससे मोटापा बढ़ता है। इसे यौन रोग और कामोत्तेजक प्रवृत्ति के व्यक्तियों को भी अपने भोजन से निकाल देना चाहिए।

□

कटहल

कटहल भारत की प्रचलित सब्जी है। कटहल के अच्छे पके फल में से बहुत लुभावनी खुशबू निकलती है। इसका गूदा मीठा और सुवासित होता है। यह स्वाद में बहुत रुचिकर होता है। कटहल आकार में बड़ा होता है और इनमें से कुछ का वजन तो 40 कि.ग्रा. तक होता है। कटहल पेड़ के तने और मुख्य शाखाओं से निकलनेवाली छोटी पत्तेरहित शाखाओं पर लगता है। फल की ऊपरी सतह कँटीली होती है। इसके रसीले और गूदेदार पेरीकेप्स होते हैं, जिसमें कड़े और स्टार्चयुक्त बीज होते हैं।

कटहल का वानस्पतिक नाम 'आर्तोकार्पुस हेतेरोफील्लुस' है। यह उन कुछ फलों में से एक है, जो भारत के देशज हैं और काफी पहले से यहाँ उगाए जा रहे हैं। ऐसा प्रतीत होता है कि पहले अरब निवासी इसे पूर्वी अफ्रीकी तट पर ले गए। अब यह पूरे उष्णकटिबंधीय क्षेत्र में फैल चुका है। भारत में यह असम, बंगाल और बिहार के अलावा पूरे दक्षिण भारत में उगाया जाता है। भारत के पश्चिमी घाटों में यह व्यापक स्तर पर उगाया जाता है। केरल में तो यह प्रत्येक घर के आस-पास देखने में आता है।

आहार मूल्य

खाने योग्य गूदा, जो फल का 30 प्रतिशत हिस्सा होता है, में प्रति 100 ग्राम में आर्द्रता 76.2, प्रोटीन 1.9, वसा 0.1, खनिज 0.9, रेशा 1.1 और कार्बोहाइड्रेट 19.8 प्रतिशत रहता है। इसके प्रति 100 ग्राम पर खनिज और विटामिन पदार्थों में कैल्सियम 20, फॉस्फोरस 41, लौह 0.5, कैरोटीन 175, थायमिन 0.03, रिबोफ्लोविन 0.13, नायसिन 0.4 व विटामिन 'सी' 7 मि.ग्रा. रहता है। इसका कैलोरिक मूल्य 88 है। बीज, जो फल का 5 प्रतिशत हिस्सा होते हैं, में प्रति 100 ग्राम में आर्द्रता 64.5,

प्रोटीन 6.6, वसा 0.4, रेशा 1.5 और कार्बोहाइड्रेट 25.8 प्रतिशत रहता है। इसमें खनिज और विटामिन पदार्थों में कैल्सियम 50, फॉस्फोरस 97, लौह 1.5, कैरोटीन 10, थायमिन 0.25, रिबोफ्लोविन 0.11, नायसिन 0.3, विटामिन 'सी' 11 और कैरोटीन 10 माइक्रो ग्राम रहता है। इसका कैलोरिक मूल्य 133 है।

औषधीय गुण

कटहल के वृक्ष के कई भाग औषधीय गुणों से परिपूर्ण हैं, जो कुछ बीमारियों के उपचार में उपयोगी हैं।

त्वचा रोग : तने के दूधिया रस को सिरके के साथ मिलाकर लगाने से ग्रंथीय सूजन और फोड़ों में लाभ पहुँचता है। इससे पीप बाहर निकलने और घाव सूखने में मदद मिलती है।

साँप के काटने पर : इसकी पत्तियाँ और जड़ साँप के काटे के उपचार में विषहर का कार्य करते हैं। इसमें कोमल पत्तियों व जड़ का काढ़ा देते हैं।

अतिसार और पेचिश : इसकी कोमल पत्तियाँ व जड़ अतिसार और पेचिश के उपचार में उपयोगी हैं। इसे काढ़े के रूप में लेना चाहिए।

सिर दर्द : जड़ से निकाला गया रस सिर दर्द में उपयोगी होता है। इसके लिए रस की एक-दो बूँदें नाक में टपकानी चाहिए।

कटहल का अधिक मात्रा में उपयोग नहीं करना चाहिए, क्योंकि इससे अतिसार हो सकता है। इसे सुबह खाली पेट खाना उत्तम रहता है। इसका गूदा शहद और नारियल के कच्चे कर्नेल के साथ लेने से सुपाच्य बन जाता है।

सामान्य उपयोग

कटहल के रसीले गूदे को कभी-कभी फलों के सलाद के साथ खाया जाता है। बीजों को उबालकर और भूनकर खाते हैं। इसकी सुगंध चेस्टनट जैसी होती है। भारत में इसे कई खाद्य पदार्थों में घटक के रूप में भी इस्तेमाल किया जाता है। कच्चे फल का उपयोग सब्जी, सूप और अचार के रूप में किया जाता है। इसके पेरीकेप के रस से अच्छे किस्म की शराब बनाई जाती है।

कटहल के पेड़ के सभी अंग उपयोगी हैं। इसकी छाल और पत्तियाँ पशुओं के चारे के रूप में इस्तेमाल में लाई जाती हैं। रालदार लेटेक्स का उपयोग मिट्टी के बरतन और अन्य चीजों की मरम्मत में किया जाता है। इसकी लकड़ी मजबूत, टिकाऊ, दीमक को रोकनेवाली एवं कीमती होती है।

□

कद्दू

कद्दू (कुम्हड़ा) बेल पर लगनेवाला फल है। यह एक सामान्य सब्जी है और कद्दू वर्गीय परिवार से संबंधित है। इस परिवार की अधिकतर सब्जियों की अपेक्षा यह आकार में बड़ा होता है। यह एक स्वास्थ्यकर सब्जी है, जिसमें कार्बोहाइड्रेट की थोड़ी मात्रा सहित उपयोगी खाद्य नमक और विटामिन रहते हैं।

इस सब्जी के बीज पेरू में की गई खुदाई में पाए गए, जो 12,000 ई.पू. पुराने थे, लेकिन मैक्सिको और मध्य अमेरिका में इसका कोई अवशेष नहीं पाया गया। थोड़े से साक्ष्यों से यह ज्ञात होता है कि इसका उपयोग दक्षिण अमेरिका में किया गया। अब क़द्दू संसार के अधिकतर हिस्सों में फैल चुका है।

इसकी खेती के लिए बहुत अधिक तापमान की आवश्यकता होती है, लेकिन अधिक आर्द्रता हानिकारक हो सकती है। अतः इस फसल को ऐसे मौसम में बोया जाता है कि यह गरमी में परिपक्व हो।

आहार मूल्य

इस सब्जी के विश्लेषण से यह ज्ञात हुआ है कि इसके प्रति 100 ग्राम खाद्य भाग में आर्द्रता 12.6, प्रोटीन 1.4, वसा 0.1, खनिज़ 0.8, रेशा 0.7 और कार्बोहाइड्रेट 4.6 प्रतिशत रहता है। इसके खनिज और विटामिन पदार्थों में प्रति 100 ग्राम में कैल्सियम 10, फॉस्फोरस 30, लौह 0.7, थायमिन 0.06, रिबोफ्लोविन 0.04, नायसिन 0.5, विटामिन 'सी' 2 और कैरोटीन 50 माइक्रो ग्राम रहता है। इसका कैलोरिक मूल्य 25 है।

कद्दू के बीज किसी संपूर्ण आहार में उपलब्ध प्राकृतिक प्रोटीन के सबसे प्रचुर मात्रा में मिलनेवाले स्रोतों में से एक हैं। ये फॉस्फोरस और लौह के भी प्रचुर स्रोतों में से एक हैं। इनमें विटामिन 'बी' कॉम्पलेक्स और खनिजों का अच्छा संतुलन

रहता है। बीज के विश्लेषण से ज्ञात होता है कि इसके प्रति 100 ग्राम खाद्य भाग में आर्द्रता 70, प्रोटीन 24.3, वसा 47.2, खनिज 4.7, रेशा 0.2 और कार्बोहाइड्रेट 15.6 प्रतिशत रहता है। खनिज और विटामिन पदार्थों में इसमें प्रति 100 ग्राम पर कैल्सियम 50, लौह 55, थायमिन 0.33, रिबोफ्लोविन 0.16, नायसिन 3.1, विटामिन 'सी' 10 मि.ग्रा. और कैरोटीन 38 माइक्रो ग्राम रहता है। इसका कैलोरिक मूल्य 584 है।

औषधीय गुण

कद्दू हलका जुलाब देनेवाला होता है। यह आसानी से पचनेवाला, गैस न बनानेवाला और तंत्रिका तंत्र के लिए उपयोगी है। इसकी सब्जी लाल रक्त कण बनाने में सहायक है, संक्रमण दूर करती है, आँखों की अच्छी देखभाल करती है और पाचन-तंत्र को साफ रखती है। इसके बीज कई बीमारियों के उपचार में बहुत लाभकारी हैं। इसकी पकी हुई सब्जी स्वास्थ्यकर और कम कैलोरीवाला आहार है। मधुमेह और मोटापे से ग्रस्त व्यक्तियों के लिए यह उत्कृष्ट आहार है।

अपच : कद्दू अत्यधिक अम्लता के कारण पाचन-तंत्र में होनेवाली गड़बड़ी में राहत पहुँचाता है। अपच के कारण पेट में होनेवाले तेज दर्द के लिए खाली पेट इसका पतला रस लेना चाहिए।

कीड़ों के काटने पर : इसके डंठल, जो पके कद्दू से एकदम जुड़ा हुआ रहता है, को सुखाकर पानी में रगड़कर पेस्ट बना लेना चाहिए। यह पेस्ट सभी प्रकार के विषैले कीड़ों के काटे की विशेष ओषधि है। इसे बाहरी और आंतरिक रूप से उपयोग में लाया जा सकता है।

फीता कृमि : पके बीजों को छीलकर व पीसकर प्रयोग में लाने से विषाणु मरते हैं और गोल कृमि को बाहर निकालने में सहायता मिलती है। इसके लिए यह आवश्यक है कि एक दिन उपवास किया जाए और उबले सूखे आलूबुखारे का रस लेकर आँत को खाली रखें। दूसरे दिन कद्दू के बीजों का चूर्ण उचित मात्रा में लेना चाहिए।

फोड़े और अल्सर : इसके गूदे का उपयोग पुल्टिस के रूप में विषैले अल्सर और हानिकर अल्सर के लिए किया जाता है। इसकी पत्तियाँ गरम करके पुल्टिस के रूप में बाँधनी चाहिए, जिससे फोड़ा पक जाता है।

जननांग एवं मूत्र संबंधी अनियमितताएँ : इसके बीज जननांग व मूत्र संबंधी अंगों के लिए बहुत लाभकारी पाए गए हैं। पचास वर्ष से अधिक उम्र के

व्यक्तियों के लिए, जिन्हें प्रोस्टेट ग्रंथि की गड़बड़ी के कोई लक्षण हों और किसी तरह की मूत्र संबंधी अनियमितता, जैसे—गरमी होना, जलन होना या पेशाब करने में परेशानी हो, बेझिझक कद्दू के बीज प्रतिदिन दो से तीन औंस तक लेकर इन रोगों से छुटकारा पा सकते हैं। बीजों का पाउडर पकाई गई सब्जी पर छिड़का जा सकता है या आटे में मिलाया जा सकता है अथवा शहद या दूध के मिश्रण के साथ पेस्ट के रूप में लिया जा सकता है। इसमें स्वाद के लिए शर्करा मिलाकर पेय के रूप में इस्तेमाल कर सकते हैं। बीजों का सादा मिश्रण मूत्र संबंधी अनियमितताओं और पेशाब में गरमी को दूर करने के लिए उपयोग किया जा सकता है।

□

करी पत्ते

करी बारहमासी पेड़ है। यह नीचे झुका हुआ संतरे के परिवार का वृक्ष है। इसकी पत्तियों को 'करी पत्ते' के नाम से जाना जाता है, जिसमें 'किओनिजिन' नाम का ग्लूकोसाइड रहता है। यह थोड़ा कड़वा और सुगंधित होता है और इसका उपयोग भारतीय घरों में अनेक प्रकार के पकवानों को सुगंधित बनाने के लिए किया जाता है।

करी के वृक्ष का उद्‌गम स्थान भारत और श्रीलंका है। यह संपूर्ण उष्णकटिबंधीय क्षेत्रों और उपजाऊ जमीन में अधिक उगता है। भारत के नम और गरम भागों में यह बहुतायत से पाया जाता है।

आहार मूल्य

करी पत्ते का विश्लेषण करने से ज्ञात होता है कि इसमें आर्द्रता 63.8, प्रोटीन 6.1, वसा 2.0, रेशा 6.4 और कार्बोहाइड्रेट 18.7 प्रतिशत प्रति 100 ग्राम रहते हैं। इसमें खनिज और विटामिन पदार्थों में कैल्सियम 830, फॉस्फोरस 57, लौह 7.0, थायमिन 0.08, रिबोफ्लोविन 0.21, नायसिन 2.3, विटामिन 'सी' 4 और कैरोटीन 7,560 माइक्रो ग्राम रहता है। इसका कैलोरिक मूल्य 108 है।

औषधीय गुण

करी पत्ते में टॉनिक के गुण हैं। यह पेट की क्रिया को मजबूत करता है। यह हलका जुलाब देनेवाला भी है। इसकी पत्तियों को अन्य सुस्वादु जड़ी-बूटियों के साथ उपयोग में लाया जा सकता है। 15 ग्राम पत्तियों का रस निकालकर छाछ के साथ लेना चाहिए।

पाचन-तंत्र की अनियमितताएँ : करी पत्ते का ताजा रस नींबू के रस और

शक्कर के साथ मिलाकर लेने से यह मिचली और उलटी में, जो कि अपचन और अत्यधिक वसा के कारण होते हों, अति प्रभावकारी है। ऐसी अवस्था में करी पत्ते का एक या दो चम्मच रस नींबू के रस के साथ मिलाकर लेना चाहिए। पेट की खराबी में करी पत्ते का बारीक चूर्ण छाछ के साथ खाली पेट लेने से फायदा होता है।

करी पत्ते की नाजुक पत्तियाँ अतिसार, पेचिश और बवासीर में उपयोगी हैं। इन रोगों में इसे शहद के साथ मिलाकर लेना चाहिए। पित्त के कारण होनेवाली उलटियों में भी करी पेड़ की छाल उपयोगी है। ऐसी अवस्था में सूखी छाल का चम्मच भर पाउडर या काढ़ा ठंडे पानी के साथ लेना चाहिए।

मधुमेह : तीन महीने तक नित्य सुबह पूर्ण विकसित ताजा दस करी पत्तियाँ खाने से उन व्यक्तियों में मधुमेह को रोका जा सकता है, जिनके माता-पिता में यह रोग हो। यह मोटापे के कारण होनेवाले मधुमेह को भी ठीक करता है। करी पत्ते में वजन कम करने के गुण विद्यमान हैं। जैसे ही वजन कम होने लगता है, मधुमेह के मरीज के पेशाब से शर्करा का जाना रुक जाता है।

आँखों के विकार : करी पत्ते का ताजा रस लगाने से आँखें चमकीली होती हैं। इससे मोतियाबिंद को शीघ्र पकने से भी रोका जा सकता है।

कीड़े के काटने पर : कीड़े के काटने पर पेड़ का फल, जो कि बेरी होती है, खाने से फायदा होता है। यह जब कच्चा होता है तो हरा होता है और पक जाने पर बैगनी हो जाता है। बेरी का रस समान मात्रा में नींबू के रस के साथ मिलाकर दंश स्थान पर और जहरीले जानवरों के काटने पर प्रभावित स्थान पर मालिश कर लेनी चाहिए।

समय से पहले बाल सफेद होना : करी पत्ते का निरंतर सेवन करना समय से पहले बाल सफेद होने को रोकने में उपयोगी है। इसमें बालों की जड़ों को ताकत और शक्ति देने के गुण हैं। उगनेवाले नए बाल सामान्य पिगमेंट सहित अधिक स्वस्थ रहते हैं। इसका उपयोग चटनी या छाछ अथवा लस्सी में मिलाकर किया जा सकता है। इसकी पत्तियों को नारियल के तेल में उबालकर लगाने से यह बालों के उत्कृष्ट टॉनिक के रूप में कार्य करता है और बालों के उगने व बालों के पिगमेंट को वापस लाने के लिए उद्दीपित करता है।

गुरदे की गड़बड़ी में : करी पौधे की जड़ें भी औषधीय गुणों से परिपूर्ण होती हैं। इसकी जड़ के रस का उपयोग गुरदे के दर्द में राहत पहुँचाने में किया जा सकता है।

सामान्य उपयोग

दक्षिण भारत में सदियों से करी पत्ते का उपयोग सब्जियों में प्राकृतिक सुगंध देने के लिए किया जाता है। हरा धनिया, कच्चे नारियल और टमाटर के साथ इसकी पत्तियों को मिलाकर स्वादिष्ट चटनी बनाई जा सकती है।

करी के पत्ते, छाल एवं जड़ का उपयोग देशी दवाइयों में टॉनिक, उद्दीपक और एंटीफ्लेटूलेंट के रूप में किया जाता है।

□

करेला

करेला औषधीय गुणों से संपन्न सब्जी है, जो संपूर्ण भारत में उगाई जाती है। करेला 10 से 20 सें.मी. तक लंबा, सिरे पर शुंडाकार और खुरदरी रचना से ढका होता है। इसके बीज कच्ची अवस्था में सफेद और पक जाने पर लाल होते हैं।

इसकी दो किस्में होती हैं। ज्यादातर यह लंबा, शंक्वाकार और रंग में हलका हरा होता है। दूसरी किस्म छोटी, थोड़ी सी अंडाकार और गहरी हरी होती है। दोनों प्रकार के करेले कड़वे होते हैं। पक जाने पर लाल-नारंगी रंग के हो जाते हैं।

यह उष्णकटिबंधीय क्षेत्र की वनस्पति है। इसके उद्‌गम स्थान का पता नहीं चल पाया है। अनुमान है कि सत्रहवीं या अठारहवीं शताब्दी में इसे ब्राजील ले जाया गया। यह अब उष्णकटिबंधीय क्षेत्र के सभी हिस्सों में फैल चुका है और भारत, इंडोनेशिया, श्रीलंका, मलेशिया, फिलिपींस, चीन तथा कैरेबियन देशों में व्यापक पैमाने पर उगाया जाता है। यद्यपि यह ग्रीष्मकालीन उपज है, तथापि यह थोड़े निम्न तापमान को सहनकर लेता है।

आहार मूल्य

करेले की ज्यादातर किस्मों के रासायनिक विश्लेषण से यह ज्ञात होता है कि प्रति 100 ग्राम खाने योग्य भाग में आर्द्रता 92.4, प्रोटीन 1.6, वसा 0.2, खनिज पदार्थ 0.8, रेशा 0.8 और कार्बोहाइड्रेट 4.2 प्रतिशत होता है। इसमें निहित खनिज पदार्थ और विटामिन प्रति 100 ग्राम पर कैल्सियम 20, फॉस्फोरस 70, लौह 1.8, थायमिन 0.07, रिबोफ्लोविन 0.09, नायसिन 0.5 और विटामिन 'सी' 88 मि.ग्रा. रहता है। इसका कैलोरिक मूल्य 25 है।

औषधीय गुण

करेले में उत्कृष्ट औषधीय गुण होते हैं। यह प्रतिकारक, ज्वरहारी टॉनिक, क्षुधावर्धक, पाचक, पित्तनाशक और मृदु रेचक होता है। इसमें सभी आवश्यक विटामिन और खनिज पदार्थ प्रचुर मात्रा में होते हैं—जैसे विटामिन 'ए', 'बी$_1$', 'बी$_2$', 'सी' और लौह। इसका सेवन कई समस्याओं, जैसे—उच्च रक्तचाप, आँख की शिकायत, तंत्रिका-शोथ और कार्बोहाइड्रेट की दोषपूर्ण मेटाबॉलिज्म को कम करता है। यह संक्रमण के विरुद्ध शरीर की प्रतिरोधक शक्ति में वृद्धि करता है।

मधुमेह : अति प्राचीन काल से ही करेले को मधुमेह की ओषधि के रूप में विशेष रूप से उपयोग में लाया जाता है। ब्रिटिश डॉक्टरों के एक दल ने अनुसंधानों से यह सिद्ध कर दिया है कि इसमें हाइपोग्लाइकेमिक या इंसुलिन जैसा सिद्धांत होता है, जिसे 'प्लांट-इंसुलिन' कहा जाता है, जो कि रक्त और मूत्र शर्करा के स्तर को कम करने में बहुत लाभकारी है। अतः मधुमेह के रोगी के आहार में इसे उदारता से शामिल किया जाना चाहिए। अच्छे परिणाम के लिए मधुमेह के रोगी को प्रत्येक सुबह खाली पेट चार या पाँच करेलों का रस लेना चाहिए। करेले के बीज को पीसकर भोजन में लिया जा सकता है। मधुमेह के रोगी इसके टुकड़े कर उबालकर काढ़े के रूप में ले सकते हैं और सूखे पाउडर के रूप में भी।

रक्त संबंधी अनियमितताएँ : करेला रक्त संबंधी अनियमितताओं, जैसे—रक्त का फोड़ा, खुरंड, छाले, दाद और अन्य फंगस जैसी बीमारियों में अति लाभकारी है। इन अवस्थाओं में करेले के एक कप रस में नींबू का एक चम्मच रस मिलाकर प्रतिदिन चार से छह महीने धीरे-धीरे पीना चाहिए। कुष्ठ रोग से प्रभावित जगह पर इसको नियमित उपयोग में लाने से यह निरोधक दवा के रूप में कार्य करता है।

श्वसन संबंधी अनियमितताएँ : अति प्राचीन काल से ही श्वसन संबंधी अनियमितताओं के लिए देशी औषधियों में करेले की जड़ का उपयोग किया जाता है। चम्मच भर जड़ के पेस्ट को चम्मच भर शहद या तुलसी की पत्ती के रस में मिलाकर एक महीने तक रात में लेना चाहिए। यह दमा, ब्रोंकाइटिस, सर्दी और राइनिटिस में उत्तम दवा का कार्य करता है।

बवासीर : करेले की ताजा पत्तियों का रस बवासीर में उपयोगी है। इस हालत में एक गिलास छाछ में करेले के पत्तों का तीन चम्मच रस एक महीने तक लेना चाहिए। इसकी जड़ का पेस्ट भी उपयोगी है। बेहतर परिणाम के लिए इसका उपयोग करना चाहिए।

नशा के अंत में : अल्कोहलिज्म के उपचार के लिए पत्तों का रस उपयोगी है। यह अल्कोहल के नशे का अंत करता है और नशे के कारण यकृत को होनेवाले नुकसान में भी उपयोगी है।

हैजा : गरमी में करेले के ताजा पत्तों का रस हैजा की प्रारंभिक अवस्था और अन्य प्रकार के डायरिया में प्रभावी दवा है। ऐसी अवस्था में करेले का दो चम्मच रस उतनी ही मात्रा में सफेद प्याज के रस और नींबू के एक चम्मच रस में लेना चाहिए।

सामान्य उपयोग

करेले की विभिन्न तरह से सब्जियाँ बनाई जाती हैं। इसकी कड़वाहट को कम करने के लिए पकाने से पहले इसे छीलकर नमक के पानी के साथ धोया जाता है। इसका उपयोग अचार और करी के घटक के रूप में भी किया जाता है। पके फल के बीजों का उपयोग भारत में मसाले के रूप में किया जाता है। नाजुक तने और पत्तों का उपयोग पालक के रूप में किया जाता है। एशिया और अफ्रीका में देशी दवाओं में करेले का उपयोग किया जाता है।

□

खीरा

गरमी के मौसम में बहुतायत से पाए जानेवाले खीरा का उपयोग फल तथा सब्जी दोनों रूपों में किया जाता है। यह एक संतुलित खाद्य है तथा इसमें वे सभी आवश्यक तत्त्व हैं, जो स्वास्थ्य-रक्षा के लिए जरूरी होते हैं।

पोषक के तौर पर खीरा में कैल्सियम काफी होता है। इसमें पोटैशियम, सोडियम, कैल्सियम, मैग्नीशियम, लोहा, फॉस्फोरस, सल्फर, सिलिकॉन, क्लोरीन तथा फ्लोरीन बहुतायत से पाए जाते हैं। इनके अतिरिक्त खीरे में प्रोटीन, वसा, कार्बोहाइड्रेट तथा विटामिन 'ए', 'बी' एवं 'सी' भी पाए जाते हैं। खीरा शरीर में शीतलता तथा ताजगी लाता है और लू से बचाता है।

आकार और रंग-रूप में खीरा कई प्रकार का होता है। पक जाने पर यह नारंगी, पीला अथवा भूरापन लिये हुए पीले रंग का हो जाता है। इसका आकार तीन अथवा चार इंच से लेकर एक फुट तथा ज्यादा भी होता है। ताजा, चिकने तथा मुलायम खीरे उपयोग के लिए बेहतर होते हैं। इसके छिलके में लवण तथा विटामिन होते हैं, अत: इन्हें छीलना नहीं चाहिए।

औषधीय गुण

खीरे में क्षार उत्पन्न करनेबाले खनिज 64.05 प्रतिशत हैं तथा अम्ल उत्पन्न करनेवाले 35.95 प्रतिशत। ये खनिज रोगों से हमारा बचाव करते हैं। यह रक्त में क्षार तत्त्व को बनाए रखने में लाभकारी है। यह मूत्र रोगों में दवा का काम करता है।

खीरा क़ब्ज भी दूर करता है। यह आँतों को सक्रिय करता है। कब्ज से परेशान लोगों को दो खीरे प्रतिदिन खाने चाहिए। पंद्रह-बीस मिनट तक चेहरे पर खीरे की मालिश करने से निखार आता है। यह चेहरे की सभी प्रकार की खराबियों को दूर कर उसे कांतिमय बनाता है।

खीरे का रस अति अम्लता, जठरीयता को ठीक कर देता है। इसे इन अवस्थाओं में प्रत्येक दो घंटे पर चार से छह औंस की मात्रा में लेना चाहिए। एक खीरे से पर्याप्त मात्रा में रस निकाला जा सकता है, क्योंकि इसमें 96 प्रतिशत पानी होता है। पेट अगर जल रहा है, खीरे खा लीजिए, तुरंत आराम मिल जाएगा। खीरे के रस को गाजर, चुकंदर तथा अजमोदा के रस में मिलाकर पीने से संधिशोथ, थक्का तथा गठिया जैसे रोगों में लाभ पहुँचता है। सिलिकॉन तथा सल्फर की मात्रा अधिक होने के कारण इससे सिर के बाल भी बढ़ते हैं। अगर इसमें गाजर तथा पालक का भी रस मिलाया जाए तो बालों के लिए बेहतर दवा साबित होता है।

खीरे के रस में अधिक मात्रा में पोटैशियम होने की वजह से उच्च तथा न्यून रक्तचाप में यह बहुत फायदा पहुँचाता है। यह दाँतों तथा मसूड़ों को भी स्वस्थ रखता है। पायरिया जैसे रोगों में भी इसका चिकित्सीय महत्त्व है। यह नाखूनों के टूटने तथा बालों के झड़ने में भी ओषधि का काम करता है।

सामान्य उपयोग

साधारणत: खीरे का उपयोग सलाद में किया जाता है। सलाद में खीरे के साथ गाजर, चुकंदर, टमाटर, मूली तथा अन्य सब्जियों के छोटे-छोटे टुकड़े करके मिलाए जाते हैं। सलाद में थोड़ा दही मिला देने से स्वाद में वृद्धि तो होती ही है, पौष्टिकता भी बढ़ जाती है। खीरे को हमेशा कच्चा ही खाना चाहिए, क्योंकि पकाने से इसमें स्थित पोटैशियम तथा फॉस्फोरस नष्ट हो जाते हैं।

□

गाजर

गाजर एक महत्त्वपूर्ण सब्जी है, जो शरीर की अंदरूनी सफाई बड़े प्रभावशाली ढंग से करती है। इसमें क्षारीय तत्त्व की प्रचुरता होती है, जो रक्त को शुद्ध करता है तथा उसे पुनरुज्जीवन प्रदान करता है। यह शरीर के संपूर्ण तंत्र को पोषण तो देती ही है, अम्ल-क्षार के संतुलन को भी बनाए रखने में मदद करती है।

पोषण की दृष्टि से गाजर में अन्य सब्जियों की अपेक्षा अधिक उच्च कोटि का विटामिन पाया जाता है। इसमें विटामिन 'ए' तथा 'सी' की प्रचुरता रहती है। इनके अलावा विटामिन 'बी$_1$', 'बी$_2$' की भी अच्छी मात्रा होती है। उसके शीर्ष पर 'बी$_2$' अधिकतम पाया जाता है। गाजर कैरोटीन पाने का एक महत्त्वपूर्ण प्राकृतिक स्रोत है। पीले रंग का यह तत्त्व यकृत में जाकर विटामिन 'ए' में परिवर्तित हो जाता है।

औषधीय गुण

गाजर कार्बोहाइड्रेट पाने का एक बेहतर स्रोत है। इसमें पोटैशियम, सोडियम, कैल्सियम, फॉस्फोरस, सल्फर तथा लोहा एवं थोड़ी मात्रा में आयोडीन जैसे खनिज तत्त्व पाए जाते हैं। उसमें कार्बनिक प्रोटीन भी होता है। ये खनिज तत्त्व गाजर की ऊपरी परत के ठीक पास में होते हैं। इसे छीला नहीं जाना चाहिए, अन्यथा बहुमूल्य खनिज तत्त्व नष्ट हो जाएँगे।

गाजरों को विभिन्न तरीकों से खाया जा सकता है। इसे चाहे कच्चा खाइए अथवा उबाल लीजिए और नहीं तो धीमी आँच पर पकाकर ही खाइए। इसका रस भी उपयोगी है। इसका सूप बनाकर भी उपयोग में ला सकते हैं। बेहतर यह होगा कि इसे पानी में धोकर कच्चा ही खाया जाए। पका देने से महत्त्वपूर्ण खनिज तत्त्व अधिकांश मात्रा में नष्ट हो जाते हैं।

गाजर में पाया जानेवाला उच्च कोटि का विटामिन 'ए' तथा क्षारीय खनिज तत्त्व सब मिलकर उन रोगियों के लिए गाजर को आदर्श आहार बना देते हैं, जो नेत्र की बीमारियों, साँस की शिकायत, आँत की गड़बड़ियों तथा वात संबंधी रोगों से पीड़ित हैं। यह दमा, खून की कमी, जलोदर, रात्रि-अंधता, पथरी, रक्त-प्रदूषण तथा त्वचा की बीमारियों में ओषधि का काम करता है।

पेशाब करते समय अगर जलन हो तो वह भी गाजर के उपयोग से दूर हो जाता है। यह रूप-रंग में भी निखार लाकर उन्हें अपेक्षित रंग देता है। मगर मधुमेह के रोगियों को गाजर से बचना चाहिए, क्योंकि गाजर में शर्करा की मात्रा अत्यधिक होती है।

गाजर का रस चमत्कारी रस के नाम से प्रख्यात है। यह बच्चों तथा वयस्कों को समान रूप से बेहतर स्वास्थ्य देता है। यह आँखों को ताकत देता है तथा शरीर की तमाम गुहिकाओं की श्लेष्मा झिल्लियों को स्वस्थ स्थिति में रखता है। यह रूखी एवं खुरदरी त्वचा के लिए भी लाभकारी है।

गाजर का रस भूख बढ़ाता है तथा पाचन-क्षमता में वृद्धि करता है। यह शरीर की अविकसित अवस्था, वजन तथा ताकत की कमी एवं पेट की गड़बड़ियों को दूर कर देता है। यह स्नायु-तंत्र की गड़बड़ियों, जैसे—अनिद्रा, मनःक्लांति, स्नायु दुर्बलता में भी काफी लाभदायक है। गाजर का रस दाँत की हड्डियों के अनुरक्षण तथा उनके विकास में भी उपयोगी है। यह दूध पिलानेवाली माताओं के लिए भी फायदेमंद है, क्योंकि यह दूध की गुणवत्ता को बढ़ाता है।

रस निकालने के लिए सामान्यतः बड़े आकार की कठोर तथा गहरे पीले रंग की गाजरों का प्रयोग करना चाहिए। अच्छे स्वास्थ्य के लिए गाजर के करीब 250 मि.ली. रस का प्रयोग प्रतिदिन करना चाहिए। इसका ज्यादा प्रयोग कभी-कभी त्वचा के पीले रंग का कारण बन जाता है। हालाँकि इससे कोई हानि नहीं होती है तथा त्वचा का यह पीलापन, जो गाजर के रस के अत्यधिक प्रयोग से उत्पन्न होता है, शीघ्र ही गायब भी हो जाता है।

गाजर का सूप डायरिया के उपचार के लिए प्रभावी प्राकृतिक ओषधि है। यह शरीर को निर्जलीकरण के विरुद्ध लड़ने की शक्ति देता है तथा सोडियम, पोटैशियम, फॉस्फोरस, कैल्सियम, सल्फर तथा मैग्नीशियम की कमी को पूरा करता है। यह पेक्टिन पाने का उत्तम स्रोत है तथा आँतों की जलन को शांत करता है। यह हानिकारक बैक्टीरिया को पनपने नहीं देता तथा वमन को रोकता है। एक पौंड गाजर को पाँच औंस जल में तब तक पकाना चाहिए जब तक ये मुलायम न हो जाएँ।

उसके बाद उन्हें अच्छी तरह कुचलकर उनपर गरम पानी डाल दें। तीन-चौथाई चम्मच नमक भी उसमें डाल दें। इस प्रकार तैयार किया गया सूप थोड़ी मात्रा में हर आधे घंटे के अंतर पर देना चाहिए।

गाजर की पत्तियों को शहद के साथ खाने से वृहदांत्र-शोथ दूर हो जाता है। इसकी जड़ एवं बीज उदरशूल तथा गुरदे की पथरी में भी लाभकारी हैं। इसकी जड़ें उदर वायु को भी दूर करती हैं।

□

चुकंदर

लाल शलजम या चुकंदर जड़ोंवाली रसदार सब्जी है, जो अपने विशिष्ट स्वाद की वजह से एक अलग पहचान रखती है। जड़ोंवाली अन्य सब्जियों की अपेक्षा यह ज्यादा गुणकारी होती है। इसमें कार्बोहाइड्रेट मुख्यत: शर्करा के रूप में होता है तथा अल्प मात्रा में प्रोटीन व वसा भी पाए जाते हैं।

चुकंदर स्वास्थ्य के लिए श्रेष्ठ शक्तिवर्धक सब्जी है। इसके कंद में पर्याप्त मात्रा में खनिज तथा कुछ प्रतिशत विटामिन '$बी_1$', '$बी_2$' तथा 'सी' का भी होता है। पत्तियों में कैल्सियम की प्रचुरता होती है तथा पालक की अपेक्षा इसमें लौह तत्त्व की मात्रा अधिक होती है। इसकी पत्तियों में विटामिन 'बी' की अधिकता होती है तथा उनमें विटामिन 'ए' भी अच्छे परिमाण में होता है।

चुकंदर का उपयोग हम कई तरह से कर सकते हैं। इसे आलू की तरह तलकर अथवा उबालकर दीजिए या वाष्प से सिद्ध करके यानी किसी भी तरह के स्वच्छ जल से भली-भाँति धोकर उबालना चाहिए। बाद में छिलके उतार लेने चाहिए। सभी हरी सब्जियों की तरह इसकी पत्तियों को कुछ समय तक थोड़े जल में पकाकर उपयोग में लाया जा सकता है।

चुकंदर से कई बीमारियों की चिकित्सा भी की जा सकती है। इसके सेवन से गुरदों तथा पित्ताशय की सफाई होती है। क्षारीयता, पोटैशियम, सोडियम, कैल्सियम, मैग्नीशियम एवं लौह के प्रचुर मात्रा में होने की वजह से यह अम्लता का मुकाबला करने में सक्षम होता है तथा विसर्जन की प्राकृतिक प्रक्रियाओं में इससे मदद मिलती है। यह ओज में कमी, यकृत की गड़बड़ियों, गाउट तथा दंत-क्षय में लाभकारी है। गर्भाशय के विकारों में भी यह लाभकारी है।

चुकंदर का रस एक गुणकारी रसायन है। यह प्राकृतिक शर्करा का अच्छा स्रोत है। इसमें पोटैशियम, फॉस्फोरस, कैल्सियम, सल्फर, आयोडीन, लोहा, ताँबा,

विटामिन 'बी$_1$', 'बी$_2$', नियासिन, 'बी$_6$', 'सी' तथा 'पी' पाए जाते हैं। आसानी से पचनेवाला कार्बोहाइड्रेट भी इसके रस में प्रचुर मात्रा में होता है; परंतु कैलोरी की मात्रा कम होती है। इसमें प्रोटीन तत्त्वों तथा एमिनो अम्ल की गुणवत्ता एवं मात्रा दोनों श्रेष्ठ होती हैं।

लाल शलजम या चुकंदर का रस मानव रक्त तथा रक्त बनानेवाली गुणवत्ताओं से मिल जाता है। लोहे की प्रचुर मात्रा होने की वजह से लाल रक्त कोशिकाओं को मजबूत करता है तथा उन्हें पुनः क्रियाशील बनाता है। इसके अलावा यह शरीर को ऑक्सीजन की आपूर्ति करता है तथा श्वास-प्रश्वास प्रक्रियाओं को सामान्य बनाए रखने में मदद करता है। खून की कमी के लिए भी यह बेहतरीन ओषधि है।

जर्मनी के डॉ. फ्रिज किटेल के अनुसार, चुकंदर का रस शरीर की प्रतिरोधात्मक शक्ति को बढ़ाता है। खून की कमी के लिए यह सर्वश्रेष्ठ दवा है, खासकर बच्चों तथा किशोरों की रक्ताल्पता में यह विशेष उपयोगी है—ऐसी अवस्था में शरीर में रक्त बनानेवाले अन्य तत्त्व असफल हो जाते हैं।

चुकंदर का रस अकार्बनिक कैल्सियम का समृद्ध भंडार है। अतः यह उच्च रक्तचाप, धमनी काठिन्य, हृदय रोग तथा शिराओं की गड़बड़ियों के लिए बहुत महत्त्व का है। इनके अलावा यह गुरदों तथा यकृत के तमाम विकारों, पथरी, पीलिया, कटिवात, कब्ज तथा मासिक स्राव की अव्यवस्थाओं के लिए भी लाभदायक है।

चुकंदर का रस जीभ के स्नायुओं तथा आँतों के अंदरूनी स्नायुओं को उत्तेजित करता है। हाल के प्रयोगों में यह देखा गया है कि ट्यूमरों की चिकित्सा में चुकंदर का रस प्रभावकारी रहा है।

गाजर, खीरा या ककड़ी तथा चुकंदर के कंदों का मिश्रित रस गुरदों एवं पित्ताशय की अव्यवस्थाओं की चिकित्सा में प्रभावकारी असर दिखाता है।

चुकंदर की जड़ों का काढ़ा पुराने कब्ज तथा बवासीर में अचूक ओषधि का काम करता है। इस रोग के निदान के लिए रात को सोते समय यह काढ़ा आधा या एक गिलास की मात्रा में पीना चाहिए। इस काढ़े का उपयोग खुजली तथा सिर की रूसी को दूर करने में भी किया जा सकता है। इसके लिए इसे खुजलीवाले स्थानों पर लगाना चाहिए तथा सिर की रूसी को दूर करने के लिए इससे सिर धोना चाहिए।

□

चौलाई

चौलाई हरी पत्तियोंवाली एक प्रसिद्ध शाक-भाजी है, जो पूरे भारत में उगाई जाती है। आमतौर पर यह सीधा, बहुधा घना, गूदेदार डंठल और हरी पत्तियोंवाला अल्प अवधि का एकवर्षीय पौधा है।

ऐसा विश्वास किया जाता है कि चौलाई का उद्‌गम दक्षिण अमेरिका या मैक्सिको का एंड्रन क्षेत्र है। कुछ ने इसके भारतीय मूल को भी स्वीकार किया है। अब यह ज्यादातर उष्णकटिबंधीय क्षेत्र में फैल चुका है। सामान्यतया यह भारत, मलेशिया, इंडोनेशिया, म्याँमार, फिलिपींस, चीन, ताइवान, अफ्रीका देशों, कैरेबियन देशों, मध्य एवं दक्षिण अमेरिका में उगाया जाता है। चौलाई गरम मौसम की उपज है और गरमी के साथ-साथ वर्षा के मौसम में भी उगाई जाती है।

आहार मूल्य

चौलाई के विश्लेषण से यह ज्ञात होता है कि इसके प्रति 100 ग्राम भार में आर्द्रता 85.7, प्रोटीन 4, वसा 0.5, खनिज 2.7, रेशा 1.0 और कार्बोहाइड्रेट 6.1 प्रतिशत होता है। इसके प्रति 100 ग्राम में खनिज और विटामिनों की मात्रा इस प्रकार है—कैल्सियम 397, फॉस्फोरस 83, लौह 25.5, थायमिन 0.03, रिबोफ्लोविन 0.30, नायसिन 1.2। विटामिन 'सी' 99 तथा कैरोटीन 5,520 माइक्रो ग्राम है। इसका कैलोरिक मूल्य 45 है।

औषधीय गुण

चौलाई के नियमित प्रयोग से विटामिन 'ए', 'बी$_1$', 'बी$_2$' और 'सी', कैल्सियम, लौह तथा पोटैशियम की कमी दूर होती है। यह दोषपूर्ण नेत्र दृष्टि, कैंसर, श्वसन संबंधी संक्रमण, अल्प विकास, बाँझपन और कई अन्य बीमारियों से

शरीर की रक्षा करती है।

एनीमिया : चौलाई एनीमिया के उपचार में अति लाभकारी है। इसका एक कप ताजा रस अति पाचनीय रूप में शरीर को प्रतिदिन खपत होनेवाले लौह का दुगुना लौह देता है। यह मुँह में धात्विक स्वाद या कोई जठरीय जलन पैदा नहीं करता है, जैसा कि धात्विक लौह लेने पर होता है।

श्वसन संबंधी गड़बड़ी : चौलाई श्वसन संबंधी अनियमितताओं में लाभकारी है। इसका ताजा रस शहद के साथ लेना क्रॉनिक ब्रोंकाइटिस, अस्थमा, वात-स्फीति और क्षय रोग में ओषधि का कार्य करती है।

गर्भावस्था एवं दुग्ध-स्रवण : गर्भावस्था की पूरी अवधि तक चौलाई की ताजा पत्तियों का एक कप रस प्रतिदिन शहद और चुटकी भर इलायची पाउडर के साथ लेना बच्चे के सामान्य विकास में मदद करता है। यह शरीर में कैल्सियम और लौह के अतिरिक्त उपयोग को रोकता है, गर्भाशय के स्नायुओं को आराम पहुँचाता है, बिना तकलीफ के प्रसव सुगमता से होता है और प्रसवोत्तर जटिलताओं पर नियंत्रण रखता है। यह टॉनिक का कार्य करता है और माँ के दूध में वृद्धि करता है।

बच्चों का स्वास्थ्यकर विकास : चौलाई बच्चों के स्वस्थ विकास के लिए बहुत उपयोगी है। बच्चे के जन्म के एक पखवाड़े के बाद चौलाई का चम्मच भर ताजा रस शहद की कुछ बूँदों के साथ मिलाकर दिन में एक बार देने से बच्चे के स्वास्थ्य और सशक्त विकास में मदद मिलती है। यह कब्ज को कम करता है और बच्चे के बढ़ने पर दाँत निकलने की प्रक्रिया को आसान बनाता है। बढ़ते हुए बच्चों को यह रस प्राकृतिक प्रोटीन टॉनिक के रूप में दिया जा सकता है। इसमें सभी आवश्यक अमीनो एसिड जैसे—अर्गेनाइन, हिस्टीडाइन, आइसोलिओसिन, लिओसिन, लाइसिन, साइस्टीन, मेथियोनिन, फिलालेनिन, थेरिओनिन, ट्रप्टोफन और वेलिन जैसे सभी आवश्यक एमिनो एसिड रहते हैं।

समय से पहले उम्र ज्यादा दिखना : चौलाई का नियमित सेवन कैल्सियम और लौह मेटाबॉलिज्म की गड़बड़ी को कम करके समय से पहले उम्र ज्यादा दिखने को रोकता है। उम्र बढ़ने पर कैल्सियम के कण बोन टिशू में जमा होना शुरू हो जाता है। यह अनियमित कैल्सियम वितरण टिशू में लौह के अनियमित कणों की गति को प्रभावित करता है। यदि कैल्सियम और लौह के कणों की गड़बड़ी खाद्य-कैल्सियम तथा लौह की नियमित आपूर्ति से रोकी जाती है तो प्रारंभ से शरीर को बनाए रखा जा सकता है।

रक्त निकलना : चौलाई की पत्तियों का एक कप ताजा रस नींबू के चम्मच

भर रस के साथ प्रत्येक रात्रि लेने से सभी प्रकार के रक्त-स्रवण, जैसे—मसूड़े, नाक, फेफड़ा, बवासीर और अत्यधिक रज:स्राव में प्राकृतिक टॉनिक का कार्य करती है।

श्वेत प्रदर : चौलाई श्वेत प्रदर में उपयोगी है। इसकी जड़ की छाल 25 मि.ली. पानी में मसलकर व छानकर मरीज को प्रतिदिन सुबह-शाम देना चाहिए। यह इस बीमारी का बहुत ही प्रभावकारी उपचार है और बहुधा पहली खुराक ही आराम प्रदान कर देती है। चौलाई की जड़ में कीड़े बहुत जल्दी लग जाते हैं। यदि अच्छी जड़ नहीं मिलती है तो इसकी पत्तियों और शाखाओं का प्रयोग किया जा सकता है।

सूजाक : चौलाई सूजाक के उपचार में अति लाभकारी है। इसकी लगभग 25 ग्राम पत्तियों को चार औंस पानी में मसल लेना चाहिए। ऐसी अवस्था में यह मरीज को दिन में दो या तीन बार देना चाहिए।

केश-वर्धन : चौलाई की ताजा पत्तियों का रस बालों में लगाने से केश-वर्धन में सहायता मिलती है। केश रेशम की तरह मुलायम रहते हैं। उनका रंग काला बना रहता है और समय से पहले सफेद नहीं होते।

□

टमाटर

टमाटर एक स्वादिष्ट सब्जी है, जिसका रोगों से रक्षा करनेवाले आहार के रूप में हमारे भोजन में महत्त्वपूर्ण स्थान है। मनुष्य को ज्ञात सभी खाद्य पदार्थों में यह सबसे अद्भुत और प्रभावी रक्त-शुद्धिकारकों में से एक है। लगभग एक सौ पच्चीस वर्ष पहले टमाटर को विषैला समझा जाता था। कई लोग इसे अम्ल बनानेवाला आहार समझते थे, जो रक्त एवं शरीर की कोशिकाओं की अम्लीयता में वृद्धि कर सकता है। ऐसा समझा जाता था कि इसका कोई आहार मूल्य नहीं है और यह भोजन को केवल रंगदार एवं सुस्वादु बनाता है। रसायनशास्त्र के नवीनतम शोधों ने टमाटर के बारे में उन आधारहीन विचारों को पूरी तरह से दूर कर दिया है।

टमाटर का उद्गम स्थान दक्षिणी अमेरिका है। वहाँ से इसे यूरोप लाया गया। लेकिन कई सौ वर्षों तक इसे केवल बगीचे की शोभा के रूप में लगाया जाता रहा। तब इसे 'लव एप्पल' कहा जाता था। सन् 1860 में यह पता चला कि टमाटर भी आहार के रूप में उतना ही अच्छा है जितना अन्य फल या साग-सब्जियाँ। इस खोज के बाद यह धीरे-धीरे सारे संसार में बहुत लोकप्रिय हो गया। अब फलों व साग-सब्जियों में इसका उच्च स्थान है और इसे बड़े पैमाने पर उगाया जाता है।

औषधीय गुण

टमाटर अति उत्तम पौष्टिक और स्वास्थ्यवर्धक गुणों से भरपूर है। इसमें 3.1 प्रतिशत कार्बोहाइड्रेट है। मुख्यतया यह 'इन्वर्ट शुगर' के रूप में है, जो कि कार्बोहाइड्रेट का पहले से ही पचा हुआ रूप है। इसमें स्टार्च बहुत कम मात्रा में पाया जाता है, क्योंकि पकने की क्रिया में शक्कर मुख्यतया डेक्सट्रोस (द्राक्षा शर्करा) में परिवर्तित हो जाता है। इसमें 0.1 प्रतिशत प्रोटीन और 0.2 प्रतिशत वसा भी होती है।

टमाटर विटामिन 'ए', 'बी' तथा 'सी' और कई उपयोगी अम्लों का प्रचुर

स्रोत है। खासतौर से इसमें विटामिन 'ए' प्रचुर मात्रा में पाया जाता है और प्रति 100 ग्राम भाग में 1000 अंतरराष्ट्रीय इकाइयाँ पाई जाती हैं। सूखा टमाटर भी विटामिन 'ए' का अच्छा स्रोत है। विटामिन 'सी' भी इसमें पर्याप्त मात्रा में होता है। मध्यम आकार के एक टमाटर में विद्यमान विटामिन 'सी' पकने या डिब्बाबंदी करने पर भी लगभग पूरा शेष रहता है।

तत्त्वतः टमाटर एक क्षारीय शाक है। इसका अम्लीय स्वाद मेलिक एसिड के फलस्वरूप है, जो कि लगभग 0.5 प्रतिशत है। इसमें 0.52 से 18 प्रतिशत साइट्रिक एसिड और ऑक्जेलिक एसिड का सूक्ष्म अंश पाया जाता है। शरीर द्वारा ऑक्सीकृत होने की प्रक्रिया में यह क्षारीय भस्म छोड़ता है। यह रक्त की क्षारीयता में वृद्धि और पेशाब की क्षारीयता में कमी करता है तथा शरीर के फॉस्फेट, यूरिया एवं अमोनिया जैसे अम्लीय यौगिकों को निष्क्रिय बनाता है।

श्वास, दमा आदि में : टमाटर मुख्यतया क्षारीय होने से एसिडोसिस, समय पूर्व वृद्धावस्था और कई अन्य बीमारियों में, जो कि तंत्र में बहुत अधिक अम्ल होने के फलस्वरूप होता है, के लिए उत्कृष्ट इलाज है। ब्रोंकाइटिस (श्वास नलिकाओं का शोथ) और दमे में भी आराम पहुँचाता है। यह गुरदे को सौम्य व प्राकृतिक रूप से उत्तेजित करने का कार्य करता है। यह विष को भी बाहर निकालने में सहायक होता है, जो बीमारियाँ पैदा करता है और हमारे तंत्र को संदूषित करता है। यह स्नायु टॉनिक भी है।

बदहजमी : यह सुस्त लीवर को उत्तेजित करता है और शक्तिहीन बदहजमी में आराम पहुँचाता है। यह उन लोगों के लिए बहुत उपयोगी है, जो पित्त रोग से ग्रस्त हैं, क्योंकि यह पित्त के प्रवाह में तेजी लाता है।

कब्ज-नाशक : टमाटर थोड़ा सा जुलाब देनेवाला (दस्तावर) भी है, खासतौर से जब इसे कच्चा खाया जाए। अतः यह कब्ज में उपयोगी है।

मधुमेह : इसमें कार्बोहाइड्रेट अधिक मात्रा में होने से मधुमेह के रोगियों के लिए यह अच्छा आहार है और उन लोगों के लिए भी, जो अपना वजन कम करना चाहते हैं।

नेत्र-विकार : विटामिन 'ए' का प्रचुर स्रोत होने से रतौंधी, निकट दृष्टि और विटामिन की कमी से आँख में होनेवाली अन्य बीमारियों में यह विश्वसनीय रूप से रोधात्मक है।

स्कर्वी रोग : विटामिन 'सी' प्रचुर मात्रा में होने से यह स्कर्वी में भी उपयोगी है। ताजे टमाटर ताजगी देनेवाले और भूख बढ़ानेवाले होते हैं।

सामान्य उपयोग

भोजन की विविधता बढ़ाने के लिए टमाटर को पकाया, सेंका या भाप दी जा सकती है। यह मिश्रित सब्जी बनाने के लिए अन्य सब्जियों के साथ अच्छी तरह मिल जाता है। वैसे अधिकतर लाभ प्राप्त करने के लिए टमाटर को सलाद के रूप में सेवन करना चाहिए।

टमाटर का रस संभवत: सूप के रूप में अत्यधिक मात्रा में उपयोग में लाया जाता है। ताजे कच्चे टमाटर अत्यधिक हितकारी होते हैं। बच्चों के लिए यह संतरे के रस से ज्यादा अच्छा समझा जाता है। बच्चों की प्रतिदिन की खुराक में टमाटर का रस बच्चों की बाढ़, शरीर की कट-फट और विटामिनों की कमी से होनेवाले रोगों को रोकने में सहायक होता है। एक साल के बच्चे को टमाटर का रस दिन में तीन बार चम्मच भर देना पर्याप्त है। उम्र के साथ इसे क्रमश: बढ़ाया जा सकता है।

□

तुरई

तुरई बहुत स्वादिष्ट सब्जी है और पूरे भारत में लोकप्रिय होने के साथ-साथ बहुत पोषक आहार है। यह थोड़े रोएँदार, जल्दी बढ़नेवाली वार्षिक आरोही लता है। पत्ते बहुकोणीय, चिकने तथा मध्यम आकार के होते हैं। फल उठे किनारोंवाला रोएँदार, नीचे से सँकरा और शीर्ष भाग पर गोल रहता है। इसमें असंख्य काले व चपटे अंडाकार बीज रहते हैं। बीज जालीदार रचना तथा गूदे में धँसे होते हैं।

भारत में पुरातन काल से ही तुरई को घरों में उगाया जाता है। यह चीन में 600 ई.पू. में पहुँचा। अब इसे व्यावहारिक तौर पर विश्व के सभी उष्णकटिबंधीय क्षेत्रों में उगाया जाता है और भारत, इंडोनेशिया, मलेशिया, फिलिपींस और कैरेबियन देशों में व्यापक पैमाने पर उगाया जाता है।

तुरई गरम मौसम का पौधा है, लेकिन इसके अनुकूलन की सीमा व्यापक है। उच्च आर्द्रता की स्थिति इस फसल के लिए उत्तम है। इसके अच्छे उत्पादन के लिए साधारणतया 1,500 फीट की ऊँचाई उपयुक्त है।

आहार मूल्य

इस सब्जी के विश्लेषण से यह ज्ञात होता है कि प्रति 100 ग्राम खाद्य भाग में आर्द्रता 95.2, प्रोटीन 0.5, वसा 0.1, खनिज 0.3, रेशा 0.5 और कार्बोहाइड्रेट 3.4 प्रतिशत रहती है। इसमें खनिज और विटामिन प्रति 100 ग्राम पर कैल्सियम 18, फॉस्फोरस 26, लौह 0.5, रिबोफ्लोविन 0.01, नायसिन 0.2 तथा विटामिन 'सी' 5 और कैरोटीन 33 माइक्रो ग्राम रहता है। इसका कैलोरिक मूल्य 17 है।

औषधीय गुण

तुरई शामक और मूत्रवर्धक है। कटु तुरई एक सामान्य पौधा है। हालाँकि

यह मीठी तुरई के समान दिखती है, लेकिन स्वाद में बड़ी कड़वी होती है और आहार के रूप में उपयोग में नहीं लाई जाती।

मधुमेह : तुरई की पकी हुई सब्जी कम कैलोरीवाला आहार है। अतः मधुमेह के लिए लाभकारी है। एड्रिनल कमी के कारण होनेवाले मधुमेह में इसका ताजा रस नियमित रूप से लाभकारी परिणाम देता है।

पेचिश : इसके बीजों में एमेलिन की भाँति एक रसायन रहता है। इसे पुरानी पेचिश में प्रभावी तरीके से उपयोग में लाया जा सकता है। मद्रास के डॉ. मोहिद्दीन शरीफ ने एमोविक पेचिश के उपचार में इसके 5 से 10 ग्राम बीज छाछ के साथ उपयोग में लाए और इसे काफी लाभकारी पाया।

सफेद बाल : तुरई को नारियल के तेल में उबालकर प्रयोग करना समय से पहले बालों को सफेद होने से रोकने के लिए प्रभावी उपाय है। सब्जी को काटकर नारियल के तेल में तीन या चार दिन डुबोए रखने के बाद उसे तब तक उबालें जब तक वह काला न हो जाए। इस तेल से सिर की मालिश करें, ताकि वह बालों की जड़ तक पहुँच जाए। इससे बालों की रंजकता वापस आ जाएगी।

आँखों के विकार : तुरई की पत्तियों का रस आँखों में डालने पर और बच्चों में होनेवाले दानेदार कब्ज के लिए लाभकारी होता है। कड़वी तुरई की ताजा पत्तियों का रस शहद के साथ आँखों में लगाने से बुढ़ापे में होनेवाले मोतियाबिंद को रोका जा सकता है।

पीलिया : कटु तुरई को कुचलकर, कपड़े में निचोड़कर निकाला गया रस पीलिया में बहुत लाभकारी होता है। इसका रस हथेली पर रखकर नाक के छिद्रों से अंदर लेना चाहिए। इससे नाक के छिद्रों से बहुत सा पीले रंग का पदार्थ बाहर आएगा। यथेष्ट मात्रा में जहरीला पदार्थ बाहर आने से मरीज को राहत पहुँचेगी। यह साधारण क्रिया है और इसका प्रभाव तत्काल दिखाई देता है। नाजुक प्रकृति के मरीजों में इसका साइड इफेक्ट, जैसे—चक्कर आना, हेमीक्रेनिया और कभी-कभी कम अवधि का तीव्र बुखार आ सकता है। अतः ऐसे मरीजों को इसका उपयोग सावधानीपूर्वक करना चाहिए।

यदि कटु तुरई का हरा रस उपलब्ध न हो तो इसके सूखे कड़े छिलकों को रात भर पानी में भिगोकर निकाले गए रस की दो या तीन बूँदों से काम चलाया जा सकता है। इससे वही परिणाम मिलते हैं जो हरी तुरई से प्राप्त होते हैं। आसानी से उपलब्ध कटु लफ्फा के बीज को पानी में रगड़कर इसी प्रयोजन के लिए उपयोग में लाया जा सकता है।

मूत्रावरोध : लीवर या प्लीहा की अनियमितताओं के कारण होनेवाले मूत्रावरोध में कटु तुरई का चम्मच भर ताजा रस नारियल पानी (गिलास भर) या ककड़ी के रस के साथ लेना बड़ा लाभकारी है। कटु तुरई में कड़वा रसायन रहता है, जो रिनल धमनियों पर प्रभावी कार्य करता है, उन्हें फुलाता है और रिनल सरक्युलेशन को बढ़ाता है। इससे उल्लेखनीय डायरेसिस मिलता है।

सामान्य उपयोग

मीठी ताजा तुरई को सब्जी, रायता या सूप के रूप में उपयोग में लाया जाता है। पके फल के जालीदार भाग का उपयोग बाथ स्पंज और सफाई के लिए किया जाता है। इसका उपयोग पोट-होल्डर, टेबल मेट, डोर और बाथ मेट, सैंडल तथा दस्तानों में किया जा सकता है। इसके बीजों से तेल निकाला जाता है। तेल निकालने के बाद बची हुई खली पशुओं के लिए पौष्टिक आहार है।

□

धनिया

धनिया हरे पत्तोंवाली, सुगंधित वनस्पति है। यह बारहमासी पौधा है। यह कई शाखाओं में फैलनेवाला लगभग 20 सें.मी. लंबाई का पौधा है। इसका तना बहुत दुर्बल, चिकना और हलके हरे रंग का होता है। पत्तियाँ बहुत पतली, एकांतर तथा आसानी से टूटनेवाली होती हैं। फल गोलाकार, लगभग 1 सें.मी. व्यासवाला सुगंधित होता है और इसमें कुछ लंबी धारियाँ होती हैं। यह नरम होने पर रंग में हरा और पकने पर भूरा पीला होता है। ताजा धनिया मीठी सुगंधवाला होता है। फल को आधे-आधे दो भागों में तोड़ा जा सकता है।

धनिया का मूल उद्‍गम भूमध्यसागर क्षेत्र है, जहाँ इसे प्राचीन समय से ही उगाया जाता है। कई उष्णकटिबंधीय देश इससे परिचित हैं। भारत में यह बड़े पैमाने पर उगाया जाता है। काली मिट्टी में यह अच्छी वृद्धि करता है।

आहार मूल्य

धनिए में कई आहार तत्त्वों का बाहुल्य है। धनिए की पत्ती के रासायनिक विश्लेषण से ज्ञात होता है कि इसके प्रति 100 ग्राम भाग में आर्द्रता 86.3, प्रोटीन 3.3, वसा 0.6, खनिज 2.3, रेशा 1.2 और कार्बोहाइड्रेट 6.3 प्रतिशत होता है। इसमें खनिज और विटामिन की मात्रा प्रति 100 ग्राम पर फॉस्फोरस 71, लौह 18.5, थायमिन 0.05, रिबोफ्लोविन 0.06, नायसिन 0.8, विटामिन 'सी' 135 और कैरोटीन 6,918 माइक्रो ग्राम होता है। इसमें 4 मि.ग्रा. सोडियम, 453 मि.ग्रा. पोटैशियम और 5 मि.ग्रा. ऑक्जेलिक एसिड भी प्रति 100 ग्राम में होता है। इसका कैलोरिक मूल्य 44 है।

धनिए के बीजों को पकने पर सुखाया जाता है। इसमें मनभावन सुगंध एवं मसालेदार स्वाद रहता है। प्राचीन समय से भारत, रोम, ईरान और अरब में इससे

अन्य मसालों के साथ पीसकर मसाला तैयार किया जाता है। बीज के विश्लेषण से यह मालूम होता है कि इसके प्रति 100 ग्राम में आर्द्रता 11.2, प्रोटीन 14.1, वसा 16.1, खनिज 4.4, रेशा 32.6 और कार्बोहाइड्रेट 21.6 प्रतिशत होता है। इसमें खनिज और विटामिन प्रति 100 ग्राम पर कैल्सियम 630, फॉस्फोरस 393, लौह 17.9, थायमिन 0.22, रिबोफ्लोविन 0.35, नायसिन 1.1 और कैरोटीन 942 माइक्रो ग्राम होता है। इसका कैलोरिक मूल्य 288 है।

औषधीय गुण

धनिए की पत्तियाँ पाचक, मूत्रवर्धक तथा शक्तिवर्धक हैं। ये पित्तनाशक, कामोत्तेजक, कफनाशक और ऐंठन के साथ होनेवाले पेट दर्द में फायदा पहुँचानेवाली होती हैं। बीज सुवासित, उत्तेजक, शुद्ध और प्रशीतक हैं। धनिए का रस विटामिन '$बी_1$', '$बी_2$' तथा 'सी' और लौह की कमी में बहुत फायदेमंद है। इस अवस्था में धनिए का रस और शहद एक-एक चम्मच मिलाकर लेना चाहिए।

पाचन संबंधी अनियमितताएँ : धनिए का एक या दो चम्मच रस ताजे छाछ में मिलाकर लेने से पाचन संबंधी गड़बड़ी, जैसे—अपचन, जी मिचलाना, बवासीर, पेचिश, हेपेटाइटिस तथा अल्सर की वजह से पेट में होनेवाले दर्द के इलाज में बहुत उपयोगी है। यह टायफॉइड (मोतीझिरा) के बुखार के इलाज में भी बहुत उपयोगी है।

सूखा धनिया अतिसार और पुरानी पेचिश के लिए घरेलू उपचार है। यह बवासीर, कीड़ों और एसिडिटी के उपचार में भी लाभकारी है। सूखा धनिया, हरी मिर्च, कसा हुआ नारियल, अदरक और बीजरहित काले अंगूर की बनी चटनी बदहजमी के कारण होनेवाले पेट दर्द में लाभदायक होती है।

चेचक : धनिए के ताजे रस को केले के एक या दो बीजों के साथ मिलाकर दिन में एक बार नियमित रूप से सात दिनों तक देना चेचक का प्रभावी उपाय है। चेचक के प्रकोप के समय धनिए की ताजा पत्तियों का रस आँखों में डालने से यह आँखों को सुरक्षित रखता है।

उच्च कोलेस्टेरॉल स्तर में : धनिए का पानी नियमित रूप से लेने से रक्त में कोलेस्टेरॉल का स्तर कम होता है, क्योंकि यह अच्छा मूत्रवर्धक है तथा गुरदे को उत्तेजित करता है। इसके उपचार के लिए धनिए के सूखे बीजों का काढ़ा बनाकर लेने से फायदा होता है।

आँखें आना : दुख रही आँखों को सूखे धनिए से बने काढ़े से धोने पर बहुत

लाभ मिलता है। यह आँखों की जलन और सूजन दूर करता है।

अत्यधिक मासिक स्राव : धनिए के बीज अत्यधिक मासिक स्राव में बहुत उपयोगी हैं। धनिए के 6 ग्राम बीज आधा किलो पानी में उबालें और जब इसकी आधी मात्रा शेष रह जाए तो उसे आग पर से उतारकर मिस्री के साथ गरम-गरम पीना चाहिए। इस काढ़े को तीन-चार दिन लेने से अपेक्षित लाभ पहुँचता है।

चर्म रोग : धनिए का चम्मच भर रस चुटकी भर हलदी पाउडर के साथ मिलाकर लगाना मुँहासे, कील और शुष्क त्वचा के लिए प्रभावकारी उपचार है। रात में सोने से पहले चेहरा अच्छी तरह धोकर इस मिश्रण को लगाना चाहिए।

सामान्य उपयोग

धनिए का कोमल पौधा चटनी, सॉस, करी और सूप बनाने के लिए उपयोग में लाया जाता है। इसमें एक उड़नशील तेल विद्यमान रहता है, जो सुगंध देने व ओषधि निर्माण में उपयोगी है। सूखे रूप में धनिया मसालों का एक महत्त्वपूर्ण घटक है और अचार, मसाले, सॉस, सीजनिंग तथा मिठाइयों में इसका उपयोग खुशबूदार बनाने में किया जाता है।

□

पत्तागोभी

वैसे तो कोई भी हरी सब्जी हो, स्वास्थ्य के लिए सभी लाभदायक होती हैं; लेकिन पत्तागोभी में स्वास्थ्य और सौंदर्यवर्धक तत्त्व अपेक्षाकृत ज्यादा मात्रा में होते हैं। इस बात की पुष्टि स्वास्थ्य और सौंदर्य विशेषज्ञों ने भी की है।

पत्तागोभी उच्च स्तरीय पोषक तत्त्वों से भरपूर सब्जी है। पूरी दुनिया में इसे बड़े चाव से खाया जाता है। जैसा कि नाम से ही जाहिर है, यह पत्तों से भरी होती है, जो फूल की बंद कली के आकार में इसे ढके रहते हैं। यह शरीर की अशुद्धियों को दूर कर मांसपेशियों को सुदृढ़ बनाती है।

पत्तागोभी की अनेक जातियाँ हैं। आकार में गोभी छोटी-बड़ी होती हैं। मुख्य रूप से इनको चार वर्गों में बाँटा जा सकता है—गोल, बेलनाकार, सपाट या ड्रम की तरह और शंकु के आकारवाली।

पत्तागोभी को वनस्पति में 'ब्रास्सिका ओलेराचेआ वैरा कपिताता' के नाम से जाना जाता है। इसकी उत्पत्ति का इतिहास मानव इतिहास की तरह ही पुराना है। प्राचीन ग्रीकवासी इसे बहुत महत्त्वपूर्ण सब्जी मानते थे। इसके अलावा इसने रोम में भी लोकप्रियता पाई।

पत्तागोभी का मूल उद्गम स्थान दक्षिण यूरोप और भूमध्यसागरीय क्षेत्र रहे हैं; लेकिन अब तो यह पूरी दुनिया में पसंद की जाती है। इसके लिए ठंडा और आर्द्र मौसम सबसे अनुकूल होता है। भारत में यह सर्दी के मौसम में उगाई जाती है।

आहार मूल्य

बंदगोभी में उच्च स्तरीय खनिज, विटामिन और अल्कालाइन नमक पाया जाता है। प्रत्येक 100 ग्राम खाद्य भाग में आर्द्रता 91.9, प्रोटीन 1.8 और कार्बोहाइड्रेट 0.1 प्रतिशत पाया जाता है। कैरोटीन 1200 माइक्रो ग्राम, थायमिन 0.06, रिबोफ्लोविन

0.09, नायसिन 0.4 और विटामिन 'सी' 124 मि.ग्रा. है। इसके साथ ही इससे क्लोरीन और सल्फर भी मिलता है। इसका कैलोरिक मूल्य 27 है। हरे पत्तोंवाली गोभी में विटामिन 'ए' प्रचुर मात्रा में पाया जाता है।

औषधीय गुण

यह शरीर की अशुद्धियों को साफ करनेवाली और मोटापे को दूर करनेवाली सब्जी है। इसमें पाए जानेवाले सल्फर, क्लोरीन व आयोडीन अत्यंत महत्त्वपूर्ण तत्त्व हैं। सल्फर और क्लोरीन मिलकर पेट एवं आँतों की सफाई करती हैं; लेकिन यह तभी संभव है जब पत्तागोभी या उसके रस को बिना नमक मिलाए कच्चा ही प्रयोग किया जाए।

कब्ज : पेट की गड़बड़ी दूर करने में पत्तागोभी ओषधि की तरह काम करती है। कब्ज होने पर अगर पत्तागोभी को भोजन के रूप में कच्चा ही प्रयोग किया जाए तो यह दवा की तरह तुरंत लाभप्रद साबित होती है। इसके लिए गोभी को बारीक काटकर थोड़ा नमक, काली मिर्च और नींबू का रस मिलाकर सेवन करना चाहिए।

पेट का घाव : पत्तागोभी का रस पीने से पेट का घाव अपने आप ही ठीक हो जाता है। करीब चालीस वर्ष पहले स्टेनफोर्ड यूनिवर्सिटी स्कूल ऑफ मेडिसिन के गार्नेट चेनी एम.जे. ने पत्तागोभी के रस के गुण का पता लगाया था। उन्होंने इस के रस से पेट के घाव के कई मरीजों का सफल उपचार किया था। इसके रस में अल्सर प्रतिरोधक विटामिन 'यू' पाया जाता है। लेकिन पत्तागोभी को पकाने पर उसका यह विटामिन नष्ट हो जाता है। उपचार के लिए दिन में तीन बार इसका छह औंस रस लेना चाहिए और उसके बाद प्राकृतिक भोजन करना चाहिए।

पत्तागोभी के रस को स्वादिष्ट बनाने के लिए डॉ. चेनी इसमें अजवायन का रस (तना और हरे भाग), अनन्नास का रस, टमाटर का रस इत्यादि मिलाने की सलाह देते हैं। इसके अलावा इस मिश्रित रस को स्वाद के लिए ठंडा भी किया जा सकता है। हाँ, एक बात ध्यान रखें कि सॉस व रस एक साथ नहीं लेने चाहिए। इसे धीरे-धीरे दिन में पिएँ। रस निकालने के लिए जूसर न हो तो कच्ची पत्तागोभी को ही दिन में चार या पाँच बार खाया जा सकता है।

मोटापा : पत्तागोभी में एक नए रसायन 'टार्टनिक' अम्ल का पता चला है। यह अम्ल शर्करा एवं कार्बोहाइड्रेट को वसा में परिवर्तित करता है। वजन कम करने में यह अम्ल अहम भूमिका अदा करता है। पत्तागोभी का सलाद 'स्लिम' और

'बिना परेशानी के डाइटिंग' करने का सरलतम तरीका है। पत्तागोभी में कैलोरी कम होती है, मगर वानस्पतिक तत्त्व अधिक होते हैं। साथ ही यह आसानी से पच जाती है और काफी समय तक पेट भरा रहने का अहसास कराती है।

त्वचा विकार : पत्तागोभी द्वारा पेट के घाव का सफल उपचार किया जाता है। इसके पत्ते घाव पर लगाने चाहिए। ऐसे स्थानों पर दबाव के लिए पत्तागोभी की ऊपरी मोटी और हरी पत्तियाँ सबसे अधिक उपयोगी होती हैं। इनको प्रयोग में लाने से पहले गरम पानी में धोकर, तौलिए से पोंछकर सुखा लेना चाहिए। साबुत पत्तियों को दबाव के लिए प्रयोग करना चाहिए।

पत्तियों की मोटी नसों को निकालकर, उनपर बेलन चलाकर सीधा कर लें और फिर गरम करके प्रभावित अंग पर बाँध दें। शरीर के अंग के अनुसार पत्ती को उसी आकार में काट सकते हैं। सन से बने और ऊन के नरम कपड़े पर पत्तियों को रखकर बाँधा जाता है। इसे पूरे दिन और रात बँधा रहने देना चाहिए। हाँ, अगर पत्तियाँ मुरझा जाएँ अथवा रंग बदलने लगें तब उसे बदल देना चाहिए। पत्तियाँ बदलते समय प्रभावित भाग को धोना और सुखाना आवश्यक है।

समय से पहले बुढ़ापा : शोध से पता चला है कि पत्तागोभी में ऐसे अनेक तत्त्व विद्यमान हैं जो समय से पहले आनेवाले बुढ़ापे को रोक देते हैं। खासतौर से बढ़ती उम्र के लोगों के लिए यह अत्यंत लाभप्रद है। इसके कुछ तत्त्व पथरी और रक्त-शिराओं में थक्का जमने से रोकते हैं। इसमें पाए जानेवाले विटामिन 'पी' और 'सी' रक्त नाड़ियों को शक्ति प्रदान करते हैं

सामान्य उपयोग

पत्तागोभी को सलाद के रूप में कच्चा ही खाया जा सकता है। उबालकर या पकाकर सब्जी के रूप में इसका सर्वाधिक उपयोग किया जाता है। इसे कच्चा ही खाया जाए तो ज्यादा अच्छा होता है, क्योंकि पकाने पर इसके कुछ पोषक तत्त्व नष्ट हो जाते हैं। इसके अलावा पकी पत्तागोभी की अपेक्षा कच्ची ज्यादा आसानी से पचती है। पत्तागोभी को जितना अधिक पकाया जाता है वह उतना ही मुश्किल से पचती है।

सावधानियाँ

कई बार पत्तागोभी का रस पीने से पेट में गैस बनने लगती है और अन्य परेशानियाँ पैदा हो जाती हैं। यह इस बात का संकेत है कि आँतों में कोई विषमता

है। ऐसे में पत्तागोभी का रस सेवन किया जाए तो लाभ होता है।

एक बात हमेशा ध्यान रखें कि पत्तागोभी अथवा इसका रस अधिक मात्रा में कभी भी न लें, वरना घेंघा नामक रोग हो सकता है। इसकी सामान्य मात्रा ही लाभप्रद है, विशेष रूप से इसका रस, हालाँकि उसका स्वाद कड़वा होता है। संक्रामक रोगों, अल्सर और पाचन संस्थानों की विषमताओं में पत्ता गोभी का रस रामबाण ओषधि साबित होता है।

□

पालक

पालक बड़ी-बड़ी पत्तियोंवाला पत्तीदार शाक है। यह हरी सब्जियों में सर्वाधिक लोकप्रिय है। इसकी बुआई हर साल ठंडे मौसम में होती है तथा बहुत जल्द तैयार हो जाती है। बीज बोने के दो महीने पश्चात् इसकी फसल लेना शुरू किया जा सकता है। ऐसा कहा जाता है कि सर्वप्रथम अरबों ने इसकी खेती की थी। पर्शियनों द्वारा इसकी खेती करीब दो हजार वर्ष पूर्व की गई थी। ग्यारहवीं शताब्दी में यूरोप में इसका उपयोग शुरू हुआ था। बाद में संपूर्ण विश्व में इसका उपयोग होने लगा।

आहार मूल्य

पालक आसानी से पच जाता है तथा यह एक शीतल एवं पोषक खाद्य है। इसका विश्लेषण यह दरशाता है कि इसमें आर्द्रता 92.1, प्रोटीन 2.0, वसा 0.7 और कार्बोहाइड्रेट 2.9, रेशा 0.6 प्रतिशत है। इसमें खनिज 1.7, कैल्सियम 73, फॉस्फोरस 21 तथा लौह 10.9 मि.ग्रा. प्रति 100 ग्राम है। विटामिन 'ए' 2,600 से 3,500 अंतरराष्ट्रीय यूनिट, नियासिन 0.5 मि.ग्रा., रिबोफ्लोविन 60 माइक्रो ग्राम तथा विटामिन 'सी' 28 मि.ग्रा. प्रति 100 ग्राम होता है।

औषधीय गुण

पालक विटामिन 'ए' का धनी है। अन्य हरी सब्जियों की अपेक्षा इसमें विटामिन 'ए' ज्यादा होता है। यह विटामिन स्वास्थ्य, खासकर आँखों के स्वास्थ्य में वृद्धि करता है। विटामिन 'ए' की कमी से रतौंधी रोग हो जाता है। इस प्रकार रतौंधी में पालक बहुत ही महत्त्वपूर्ण शाक है। यह शरीर की रोग-प्रतिरोधक क्षमता की वृद्धि करता है।

पालक में उच्च कोटि का लौह तत्त्व पाया जाता है और अगर इसे उचित

तरीके से लिया जाए तो हीमोग्लोबिन एवं लाल रक्त कणों में वृद्धि करता है। इस प्रकार यह खून बढ़ाने में अति लाभकारी है तथा रक्ताल्पता तो होने ही नहीं देता है।

पालक कैल्सियम का भी अच्छा स्रोत है। इसके अतिरिक्त अन्य क्षारीय तत्त्व भी इसमें प्रचुर मात्रा में होते हैं, जो ऊतकों को स्वच्छ तथा रक्त की क्षारीयता बनाए रखने के लिए जरूरी हैं। इस प्रकार यह शरीर में असाध्य रोगों को नहीं होने देती है।

पालक की पत्तियाँ इतनी रसदार होती हैं कि इसको पकाने के लिए अतिरिक्त जल की आवश्यकता नहीं होती है। इसे इसके ही रस में पकाना चाहिए तथा जब भी पकाएँ तो धीमी आँच पर, ताकि इसके विटामिन नष्ट न होने पाएँ।

पालक का रस पाचन क्रिया के लिए बहुत लाभकारी है। यह आँतों की सफाई करता है तथा दाँतों एवं मसूड़ों के लिए भी लाभदायक है और पायरिया एवं मसूड़ों में खून बहने की प्रक्रिया को रोकता है। खासकर पुरानी कब्ज, आँतों के घाव, खून की कमी, फोड़ा-फुंसी, मोटापा, ग्रंथि-दोष, नेत्र रोग, आधासीसी तथा स्नायविक दुर्बलता इत्यादि के लिए बहुत महत्त्वपूर्ण है।

पालक में उपर्युक्त महत्त्वपूर्ण विशेषताओं के होते हुए भी इसे पथरी के रोगियों, गाउट तथा यकृत की बीमारियोंवाले व्यक्ति को नहीं देना चाहिए; क्योंकि इसमें थोड़ी मात्रा में ऑक्जेलिक एसिड होता है, जो इन रोगों से प्रभावित व्यक्तियों के लिए हानिकारक है।

□

पुदीना

पुदीना भारतीय व्यंजनों में मसाले के रूप में प्रचलित मसाला है, जिसका विभिन्न व्यंजनों में व्यापक उपयोग होता है। यह विभिन्न शाखाओं-प्रशाखाओं वाला और फैलकर बढ़नेवाला वार्षिक पौधा है, जिसका तना जमीन के अंदर रहता है। इसके तने से निकलनेवाली शाखाएँ चतुष्कोणीय होती हैं। पत्तियाँ अंडाकार, कोमल, पतली, गहरे हरे रंगवाली और खुशबूदार होती हैं।

पुदीना का उद्‌गम स्थान यूरोप है। रोम और यूनान इस पौधे के विषय में बहुत पहले से जानते हैं। चीनी और जापानी इस पौधे को लगभग दो हजार वर्षों से जानते हैं। पुदीने को लैटिन में 'मेंथा' के नाम से जाना जाता है। प्राचीन यूनानी चिकित्सक सौफरसाटरा ने हाजमे की कई ओषधियों में पुदीने का प्रयोग किया। यहाँ तक कि मुसलिम चिकित्सक भी इस पौधे से परिचित थे। अब पुदीने का परिचय विश्व के सभी हिस्सों से हो चुका है। यह इंडोनेशिया, पश्चिम अफ्रीका और पूरे उष्णकटिबंधीय क्षेत्र में उगाया जाता है। भारत में यह हिमालय की घाटियों, कश्मीर की वादियों तथा मैदानों के तराई क्षेत्रों में कई किस्मों में उगाया ज़ाता है।

आहार मूल्य

पुदीने में कई विटामिन और खनिज पदार्थों की प्रचुरता है। इसके रासायनिक विश्लेषण से ज्ञात होता है कि इसके प्रति 100 ग्राम खाद्य भाग में आर्द्रता 84.9, प्रोटीन 4.8, वसा 0.6, खनिज 1.9, रेशा 2 और कार्बोहाइड्रेट 5.8 प्रतिशत रहता है। इसके खनिज और विटामिन पदार्थों में प्रति 100 ग्राम पर कैल्सियम 200, फॉस्फोरस 62, लौह 15.6, थायमिन 0.05, रिबोफ्लोविन 0.26, नायसिन 1, विटामिन 'सी' 27 और कैरोटीन 1,620 माइक्रो ग्राम रहता है। इसमें विटामिन 'डी' और 'ई' की भी प्रचुर मात्रा रहती है। इसका कैलोरिक मूल्य 48 है।

औषधीय गुण

पुदीना हाजमा दुरुस्त करनेवाला, उद्दीपक, ऐंठन और पेट दर्द दूर करनेवाला है। अपने पाचक गुणों के कारण यह पेट की बीमारी के लिए दी जानेवाली अधिकतर ओषधियों का एक घटक है। यह यकृत के लिए अच्छा है और गुरदे तथा पित्ताशय की पथरी को घुलाने में मदद करता है।

पाचन-तंत्र की अनियमितताएँ : पुदीने का रस क्षुधावर्धक है। पुदीने की ताजा पत्तियों का रस नींबू के चम्मच भर रस और शहद के साथ दिन में तीन बार देने से बदहजमी, पित्त-दोष, पेट के वायु-विकार, कृमि, आलस्य, गरमी में दस्त इत्यादि के उपचार में उत्तम परिणाम निकलते हैं।

प्रख्यात प्राकृतिक उपचार विशेषज्ञ फादर नियेप के अनुसार, पुदीने की एक कप चाय प्रत्येक सुबह-शाम लेने से पाचन में सहायता मिलती है। इससे शरीर तरोताजा व स्वस्थ रहता है। इसका चूर्ण भी वही काम करता है। उनका मानना है कि पुदीना दूध या चाय में उबालकर पीने से पेट दर्द ठीक होता है।

पुदीने के बीज बड़े बच्चों में बदहजमी की वजह से होनेवाले पेट दर्द को ठीक करते हैं। ऐसी अवस्था में बच्चे को चौथाई चम्मच बीज चबाकर निगलने को देना चाहिए।

श्वसन संबंधी विकार : पुदीने के एक चम्मच ताजे रस को दो चम्मच जौ के सिरके और समान मात्रा में शहद गाजर के चार औंस रस के साथ मिलाकर ओषधीय टॉनिक के रूप में दिन में तीन बार क्षय रोग, अस्थमा, श्वास नलिकाओं के शोथ (ब्रोंकाइटिस) के उपचार में लेना चाहिए। यह कफ को ढीला करता है, फेफड़े को ताकत देता है, संक्रमण के विरुद्ध शरीर की प्रतिरोधक शक्ति बढ़ाता है और क्षयरोधी दवाइयों के हानिकारक प्रभाव को रोकता है। अपने सेक्रोलाइटिक एक्शन से अस्थमा के हमले और श्वास नली में रक्त के जमाव को रोकता है।

मुँह की बीमारियाँ : पुदीने की ताजा पत्तियाँ प्रतिदिन चबाकर खाने से यह एक प्रभावी कीटाणुनाशक दंत-रक्षक का कार्य करता है। क्लोरोफिल अन्य कीटाणुनाशक रसायनों के साथ पुदीने में मिलाने से सुगंध देनेवाले सभी हानिकारक कीटाणुओं का नाश करता है। यह मसूड़ों को आवश्यक पोषक तत्त्व देकर पुष्ट करता है। अत: दाँतों की सड़न, पायरिया, दाँतों को जल्दी गिरने इत्यादि से रोकता है। यह मुँह को ताज़गी प्रदान करता है और स्वाद की अनुभूति को अच्छा करता है।

गले के विकार : नमक डालकर ताजा पुदीने के काढ़े से कुल्ले करने पर गले की खराबी, आवाज बैठना, आवाज फटना, गला अवरुद्ध होना आदि को ठीक

करता है। यह स्वर को साफ और सुरीला बनाता है, अत: गायकों और भाषणकर्ताओं के लिए वरदान है।

त्वचा संबंधी रोग : मुँह पर पुदीना की ताजा पत्तियों का रस रात में लगाने से मुँहासे ठीक होते हैं और त्वचा का रूखापन दूर होता है। इसके रस को कीड़ों के काटने पर, दाद-खाज और संक्रामक चर्म रोगों पर भी लगाया जाता है।

प्राकृतिक गर्भ-निरोधक : आयुर्वेद के अनुसार पुदीने का सूखा चूर्ण गर्भ-निरोध के लिए उपयुक्त समझा जाता है। यदि महिलाएँ 10 ग्राम चूर्ण संभोग से पहले लें तो जब तक वे इसे लेती रहेंगी तब तक गर्भ-धारण से बची रहेंगी। पुदीने को छाया में सुखाकर, चूर्ण बनाकर बोतलबंद करना चाहिए।

सामान्य उपयोग

पुदीने की ताजा व सूखी पत्तियों का उपयोग सॉस और जेली बनाने एवं भोज्य पदार्थों को सुगंधित करने में किया जाता है। इसके तेल का उपयोग च्युइंगम, टूथपेस्ट, मिठाइयाँ, चटनी व रायता आदि बनाने में किया जाता है।

□

प्याज

प्याज लिलिआसी परिवार का तीखी गंधवाला खाद्य कंद है। यह प्राचीनतम वनस्पतियों में से एक है। इसका वैज्ञानिक नाम 'आल्लिउम चेपा' है। स्वाद और भोजन पकाने के लिए इसे विशिष्ट गुणोंवाला आहार समझा जाता है।

ऐसा विश्वास किया जाता है कि प्याज का उद्‌गम स्थान मध्य एशिया, संभवतया ईरान-पाकिस्तान, क्षेत्र है। प्राचीन काल से इसे मध्य-पूर्व और भारत में उगाया जा रहा है। प्राचीन मिस्र में यह लोकप्रिय आहार था, जहाँ यह 3200 ईसा पूर्व से कब्रों पर चित्रित किया गया है। इसे पिरामिड बनानेवालों द्वारा खाया जाता था और धार्मिक व अंत्येष्टि संबंधी कार्यों में चढ़ाया जाता था।

मध्य युग में जर्मनी और यूरोप में भोजन में प्याज का उपयोग काफी लोकप्रिय था। इसकी खोज के बाद इसका परिचय पूरी दुनिया से कराया गया। इसे वहाँ सन् 1729 के प्रारंभ में पैदा किया गया। अब विश्व के अधिकतर भागों में इसका उत्पादन किया जाता है।

आहार मूल्य

किसी अन्य ताजा वनस्पति की तुलना में यह आहार मूल्य में अपेक्षाकृत अधिक संतुलित प्रोटीन पदार्थ, कैल्सियम व रिबोफ्लोविन से भरपूर है। तैयार प्याज के प्रति 100 ग्राम खाद्य भाग में लगभग आर्द्रता 86.6, प्रोटीन 1.2, वसा 0.1, खनिज 0.4, रेशा 0.6 और कार्बोहाइड्रेट 11.1 प्रतिशत होता है। प्रधानतया इसमें कार्बोहाइड्रेट शर्करा के रूप में रहता है। प्रति 100 ग्राम पर इसमें खनिज पदार्थ और विटामिन पदार्थ इस प्रकार रहते हैं—कैल्सियम 47, पोटैशियम 50, लौह 0.7, विटामिन 'ए' 40 अंतरराष्ट्रीय यूनिट, थायमिन 0.08, रिबोफ्लोविन 0.01, नायसिन 0.4 और विटामिन 'सी' 11 मि.ग्रा. है। इसका कैलोरिक मूल्य 51 है।

औषधीय गुण

प्याज अपने औषधीय गुणों के कारण अधिक उपयोगी है। अति प्राचीन समय से इसका उपयोग आहार ओषधि के रूप में किया जाता है। प्राचीन मिस्र के चिकित्सक कई बीमारियों में प्याज लेने की सलाह देते थे। प्याज में जीवाणुनाशी गुण हैं। इसकी पुष्टि रूसी डॉक्टरों के नवीनतम अनुसंधानों से भी हुई है। यदि कोई व्यक्ति प्रतिदिन एक कच्चा प्याज अच्छी तरह चबाकर खाए तो वह दंत रोगों से मुक्त रहेगा। रूसी डॉक्टर बी.पी. टोहकिन, जिन्होंने इस अनुसंधान में अपना योगदान दिया, ने यह राय व्यक्त की है कि कच्चे प्याज को तीन मिनट चबाना मुँह के सभी रोगाणुओं को मारने के लिए पर्याप्त है।

प्याज में कफ उत्सर्जक गुण हैं। यह कफ को तरल करता है और आगे बनने से रोकता है। सदियों से इसे ठंडी, ब्रोंकाइटिस, इन्फ्लुएंजा, गाउट, गठिया, अल्पमूत्रता, यकृत-विकार और प्रदाह की स्थिति में उपयोग में लाया जाता है। अनिद्रा में भी इसे प्रभावी ओषधि समझा जाता है।

प्याज की प्रसिद्धि उसके आसानी से घुल जानेवाले लौह पदार्थ के कारण है। यह एनीमिया के उपचार में लाभकारी है। इसका महत्त्व पाचन उद्दीपक, एंटी फर्मेंटेटिव और मधुमेह-रोधी के रूप में है। यह उन महिलाओं के लिए भी लाभकारी है जिन्हें अल्प या कष्टकर मासिक धर्म होता है। अतिरिक्त कोलेस्टेरॉल ऑक्सीडाइज करके रक्त कोलेस्टेरॉल का प्रतिशत सामान्य रखने में यह उपयोगी समझा जाता है। यह धमनी-काठिन्य में भी उपयोगी है। अतः कार्डियोवेस्कुलर रोगों में रोग-निरोधन के लिए महत्त्वपूर्ण है। कच्चे प्याज का एक चम्मच रस नित्य प्रातः सेवन करने की सलाह हृदय रोगों और उच्च रक्त कोलेस्टेरॉल में दी जाती है।

प्याज में सादा नमक मिलाकर लेना आंत्रशूल और स्कर्वी में बहुत उपयोगी है। गुड़ के साथ प्याज खाने से बच्चों की बढ़वार में सहायता मिलती है। काली मिर्च के साथ दिन में दो बार लेने से मलेरिया ज्वर में आराम मिलता है। इसका उपयोग सिरके में पकाकर करने से पीलिया, प्लीहा अपवृद्धि और बदहजमी के उपचार में लाभ मिलता है।

दाँत या मसूड़ों पर प्याज का छोटा टुकड़ा रखने से दाँत का दर्द बहुधा शांत हो जाता है। कटे हुए प्याज को मस्से पर रगड़ने से कभी-कभी मस्से भी गायब हो जाते हैं। फोड़े, चोट और घाव पर भुना हुआ प्याज पुल्टिस के रूप में लगाने से ऊष्मा की अनुभूति से आराम मिलता है और फोड़ा पक जाता है। प्याज का ताजा रस पसीने की वृद्धि करता है, कब्ज से राहत दिलाता है और निद्रा रोग में लाभप्रद है।

यह ब्रोंकाइटिस, स्कर्वी और लीड कोलिक के उपचार में उपयोगी है। रुई पर प्याज का रस डालकर उसे कान में रखना कानों में आवाज आने, यानी कान बजने, की प्रचलित दवा है। कीड़े के काटने पर, बिच्छू के डंक मारने और चर्म रोगों में जलन शांत करने के लिए इसे प्रभावित स्थान पर लगाने से आराम पहुँचता है।

निस्संदेह प्याज एक उत्कृष्ट आहार है। इसका नियमित उपयोग स्वास्थ्य ठीक रखता है तथा ओजस्विता एवं जीवन-शक्ति को बढ़ाता है और कई सामान्य बीमारियों से रक्षा करता है।

□

फरसबीन

फरसबीन एक सीधा या आरोही वार्षिक पौधा है। यह संसार भर में व्यापक पैमाने पर उपयोग की जानेवाली सब्जियों में से एक है। फरसबीन की दो किस्में महत्त्वपूर्ण हैं—बौना बुश टाइप और लंबा पोल टाइप। इनमें से पहला 30 से 45 सें.मी. और दूसरा 184 से 245 सें.मी. तक होता है। फरसबीन का उद्‌गम स्थान दक्षिण अमेरिका है। इसकी उत्पत्ति बहुत पुरानी है। पेरू में यह 6,000 ई.पू. से उपयोग में लाया जाता है और मैक्सिको में 500 ई.पू. से। स्पेन निवासी और पुर्तगाली इसे सोलहवीं शताब्दी में यूरोप ले गए, जो इन्हें अफ्रीका और संसार के अन्य भागों में ले गए। अब यह उष्णकटिबंधीय, उप-उष्णकटिबंधीय और पूरे शीतोष्ण क्षेत्र के कई भागों में व्यापक पैमाने पर उगाया जाता है।

औषधीय गुण

इसमें कई औषधीय गुण हैं। डॉ. जॉन ए. क्लार्क ने प्रैक्टिकल मरेरिया मेडिका (होम्योपैथी) के शब्दकोश में इसके गुण के बारे में अनेक तथ्य दिए हैं। होम्योपैथी के रूप में यह हृदय संबंधी अनियमितताओं, हार्टफेलुअर, प्रोस्टेट ग्रंथि, पके घाव और मूत्र संबंधी शिकायतों में बहुत गुणकारी सिद्ध हुई है।

स्वास्थ्य-लाभ

फरसबीन का रस स्नायु उद्‌दीपक समझा जाता है और स्वास्थ्य-लाभ के लिए उपयोगी है। इसकी रोजाना की खुराक काफी कम है। इस प्रयोजन के लिए आधा गिलास या 150 मि.ली. रस पर्याप्त है।

गुरदे की शिकायत में : फरसबीन या मोथ पथरी सहित गुरदे की समस्याओं के लिए बहुत प्रभावी खाद्य ओषधि है। जर्मनी के डॉ. राम्म ने सबसे पहले गुरदे और

मूत्राशय की पीड़ा के लिए ओषधि के रूप में मोथ की खोज की। उन्होंने इसका उपयोग पच्चीस वर्षों से अधिक समय तक किया, जिसका बेहतर परिणाम निकला। ओषधि बनाने के लिए उनके द्वारा दी गई विधि इस प्रकार है—फरसबीन की फली में से बीन निकालकर फली के टुकड़े पानी में धीरे-धीरे उबालने चाहिए। इस द्रव्य को मलमल के साफ कपड़े में छानकर उसे आठ घंटे तक ठंडा करना चाहिए। इसके बाद दूसरे मलमल के कपड़े से बिना हिलाए छानना चाहिए।

डॉ. राम्म के अनुसार, इसका गिलास भर काढ़ा दिन में दो-दो घंटे के अंतराल से देना चाहिए और इसके बाद सप्ताह में कई बार दिया जा सकता है। उनका यह भी कहना है कि यदि यह काढ़ा चौबीस घंटे से अधिक समय तक रखा गया तो इसका कोई असर नहीं होगा। फली को कुछ अवधि तक रखा जा सकता है। लेकिन एक बार उबाल देने पर एक दिन के बाद इसके औषधीय गुण नष्ट हो जाते हैं।

मधुमेह : कई चिकित्सक यह मानते हैं कि फरसबीन का रस इंसुलिन के उत्पादन को तेज करता है। इस प्रयोजन के लिए इसका उपयोग चोकी गोभी (ब्रसल्स स्प्राउट्स) के रस के साथ किया जाता है। मधुमेह के रोगियों को इसे समान मात्रा में चोकी गोभी के रस के साथ लगभग 275 मि.ली. की मात्रा में रोजाना लेना चाहिए। तथापि मरीज को सख्ती से नियंत्रित आहार पर रहना चाहिए।

सामान्य उपयोग

फरसबीन कच्ची फलियों, सूखे पके बीजों और कुछ हद तक हरे छिलकेवाली फलियों के लिए उगाई जाती है। उष्णकटिबंध के कुछ भागों में इसकी पत्तियों का उपयोग साग के रूप में किया जाता है। हरी, कच्ची फलियों का उपयोग सब्जी के रूप में किया जाता है। इसे डिब्बाबंद और फ्रीजबंद करके भी रखा जा सकता है।

सावधानियाँ

उपयोग के लिए अच्छी हरी या साफ पीली किस्म की ताजा कुरकुरी बीन चुननी चाहिए। सूखी बीन में विटामिन के गुण काफी कम होते हैं। इसका उपयोग ज्यादा नहीं करना चाहिए, क्योंकि इससे आँतों में गैस पैदा होती है।

□

बैगन

बैगन एक लोकप्रिय सब्जी है। यह स्वास्थ्यकर है और भारत में सभी मौसमों में पैदा किया जाता है। यह चिकना, चमकीला तथा सफेद, पीला, बैगनी या काला, हलके सुनहरे बीजोंवाला होता है। बैगन भारत की देशी वनस्पति है। अति प्राचीन काल से यह भारतीय आहार में मुख्य सब्जी है। अरबी लोग इसे स्पेन और पर्शियन इसे अफ्रीका ले गए। अब यह पूरे उष्णकटिबंधीय क्षेत्र में फैल चुका है तथा फ्रांस, इटली और अमेरिका में सफलतापूर्वक उगाया जा रहा है।

भोजन के लिए भारी सिरोंवाले, चमकीले, ठोस, नाशपाती के आकारवाले बैगन का चुनाव करना चाहिए। गहरे धब्बोंवाला बैगन बीमार उपज का द्योतक है।

आहार मूल्य

बैगन के रासायनिक विश्लेषण से यह ज्ञात होता है कि इसमें प्रति 100 ग्राम खाद्य भाग में आर्द्रता 92.7, प्रोटीन 1.4, वसा 0.3, खनिज 0.3, रेशा 1.3 और कार्बोहाइड्रेट 4 प्रतिशत रहता है। इसमें निहित खनिज पदार्थों और विटामिन में प्रति 100 ग्राम पर कैल्सियम 18, फॉस्फोरस 47, लौह तत्त्व 0.9, थायमिन 0.04, रिबोफ्लोविन 0.11, नायसिन 0.9, विटामिन 'सी' 12 और कैरोटीन 74 माइक्रो ग्राम होता है। इसका कैलोरिक मूल्य 24 है।

औषधीय गुण

बैगन एंटीफ्लेगमेटिक और वायु बढ़ानेवाला है। यह मृदु रेचक है तथा बदहजमी और कमजोर पेट अर्थात् जिनका पाचन-तंत्र कमजोर है उनके लिए लाभदायक है। मधुमेह के रोगी भी इसका उपयोग कर सकते हैं।

यकृत की शिकायतें : बैगन यकृत की गड़बड़ी में उत्कृष्ट आहार ओषधि

समझा जाता है। सर्दी में लगभग पंद्रह दिन बिना मसाले के बैगन सेवन करने पर यकृत की रक्त-संकुलता के मामले को सुधारा जा सकता है और उसका उपचार किया जा सकता है। इस मौसम में बढ़ा हुआ पित्त पाचन-तंत्र में विभिन्न अव्यवस्थाएँ पैदा करता है।

बच्चों का यकृत अत्यधिक बढ़ जाने पर आयुर्वेद में उसके उपचार के लिए बैगन का उपयोग किया जाता है। इसे 'बैगन-कल्प' कहते हैं। इस अव्यवस्था से पीड़ित बच्चों को ब्रेड और भुने बैगन पर रोग की तीव्रता के आधार पर चौदह या अधिक दिनों तक रखा जाता है।

भुने हुए बैगन की मात्रा सात दिन में क्रमिक रूप से बढ़ानी चाहिए और उसी क्रम में कम करके सामान्य की जानी चाहिए। पहले दिन 120 ग्राम तीन या चार बार में दिया जाना चाहिए। यह मात्रा 25 ग्राम प्रतिदिन की दर से 250 ग्राम तक बढ़ानी चाहिए। सातवें दिन अधिक बैगन खाने में सक्षम बच्चों को इसकी अधिक मात्रा देनी चाहिए।

दंत शूल : बैगन को सूई से भेदकर, गिंगली के तेल में तलकर लगाने से यह दंत शूल के उपचार का कार्य करता है।

गर्भपात और बाँझपन : बैगन जोखिम भरे गर्भपात रोकने में उपयोगी है। इसके लिए पके हुए नरम बैगन छाछ के साथ एक या दो महीने सेवन करना चाहिए। यह विटामिन 'ई' सोखने की क्षमता को बढ़ाता है, प्रोग्रेस्टोन के स्राव में संकुचन पैदा करता है और गर्भपात रोकता है। यह बाँझपन के उपचार में भी ओषधि का कार्य करता है।

श्वसन संबंधी रोग : बैगन की पत्तियाँ नरकोटिव और एंटीस्पेमोडिक हैं। पत्तियों का आधा चम्मच ताजा रस शहद के साथ मिलाकर प्रतिदिन तीन बार देना कफ, ब्रोंकाइटिस, फेफड़ों की रक्त-संकुलता और भयंकर कफोत्सारण में अति लाभकारी है। इन बीमारियों के उपचार में इसकी जड़ के रस में पत्ती का रस भी मिला देने से इसके औषधीय गुणों में वृद्धि होती है।

खसरा और चेचक : बैगन के बीज उद्दीपक होते हैं। कलकत्ता के डॉ. सान्याल के अनुसार, बैगन के आधा से एक ग्राम बीज प्रतिदिन तीन दिन तक लेने से एक वर्ष तक चेचक और खसरे से प्रतिरक्षा करने में मदद मिलती है।

विटलों : बैगन विटलों में उपयोगी है। बैगन को गरम राख में भूनकर खोलना चाहिए। गरम रहने पर विटलों से प्रभावित अँगुली उसपर रखनी चाहिए। इससे पीप बाहर निकलेगा।

सामान्य उपयोग

बैगन का पका हुआ फल उष्णकटिबंधीय क्षेत्र के कई भागों में उपयोगी वनस्पति है। उन्हें उबाला, तला या भूना जा सकता है। कच्चे फल का उपयोग कभी-कभी करी में किया जाता है। बैगन को खाने का उत्तम तरीका इसे भुरते के रूप में लेना है। इसे चारकोल की धीमी आग पर भूनकर उसके बाहरी भाग को छीला जाता है और इसके बाद उसमें नमक तथा काली मिर्च आदि मसाले मिलाकर खाया जाता है।

सावधानियाँ

बैगन तापमान बदलने पर संवेदनशील होता है। इसे सूखने से बचाने के लिए इसे एकरूपता से ठंडे, सूखे और टिशू पेपर से लपेटना चाहिए। इसे थोड़े से पानी में ढककर पकाना चाहिए। हरे-पीले बैगनों का अत्यधिक उपयोग स्वास्थ्यकर नहीं है। यह पाचन-तंत्र में एसिडिटी पैदा करता है। जो व्यक्ति एलर्जी की प्रवृत्ति के हैं और गरम संरचनावाले हैं उन्हें इसका उपयोग कम करना चाहिए।

□

भिंडी

भिंडी बहुत ही लोकप्रिय सब्जी है, जो संपूर्ण भारत में उगाई जाती है। इसकी ऊँचाई 60 से 90 सें.मी. होती है। इसका तना हरा या रंगत लिये हुए रोएँदार रहता है। पत्तियाँ खुरदरी और एकांतर तथा फल धारीदार, गोल एवं पिरामिडी होते हैं। भिंडी की कई किस्में हैं और पौधे की ऊँचाई के अनुसार उनका वर्गीकरण—ऊँचा, मध्यम ऊँचा और बौना—किया गया है।

भिंडी की उत्पत्ति उष्णकटिबंधीय अफ्रीका में हुई है। मिस्र में इसे बारहवीं या तेरहवीं शताब्दी से जाना जाता है। अब पूरे उष्णकटिबंधीय क्षेत्र में यह व्यापकता से फैल चुका है। भिंडी मूलत: उष्णकटिबंधीय है और 3,000 फीट की ऊँचाई तक पैदा होती है। देश के सभी हिस्सों में यह उपजाई जाती है। यह ग्रीष्म ऋतु की सब्जी है और इसके लिए लंबे गरम मौसम की आवश्यकता होती है।

औषधीय गुण

भिंडी में मृदुता, लसीलापन और श्लेष्मकता अधिक मात्रा में रहती है, जो कि महत्त्वपूर्ण इंप्लाइंट, शामक और मूत्रवर्धक है। यह प्रशीतक और कामोत्तेजक भी है।

आँत की बीमारियाँ : भिंडी गैस्ट्रिक अल्सर के लिए प्रभावी दवा है। कुछ चिकित्सक भिंडी के चूर्ण का उपयोग गैस्ट्रिक अल्सर के दर्द में शीघ्र राहत देनेवाला मानते हैं, जो कि एसिड गैस्ट्रिक पदार्थों द्वारा अति संवेदनशील बड़ी आँत में प्रदाह के कारण जठर-निर्गम में ऐंठन होने के फलस्वरूप होता है। मृदुकारी भिंडी संवेदनशील बड़ी आँत के सतह की रक्षा करती है, अत: ऐंठन रोकती है। यह वृहद् आंत्रशोथ और आँत की जलन में फायदा पहुँचानेवाली उत्तम सब्जियों में से एक है।

जननांग और मूत्र संबंधी गड़बड़ी : आड़ी कटी हुई तीन औंस भिंडी

250 मि.ली. पानी में बीस मिनट उबालकर, छानकर उसे मीठा किया जाता है। यह काढ़ा दो से तीन औंस की खुराक में बारंबार दिया जाता है। यह मूत्रकृच्छ्र, सूजाक और ल्यूकोरिया तथा मूत्र करते समय जलन होने, दर्द एवं तकलीफ देनेवाले सभी मामलों में फायदेमंद है।

ताजा बीजरहित दो कोमल भिंडियाँ प्रतिदिन चबाकर खाने से श्वेत प्रदर, धातु गिरना, वीर्य के पतलेपन, नपुंसकता तथा शीघ्र वीर्यपात के लिए खास ओषधि है।

जलन : भिंडी का लस गले, पेट, मलाशय और मूत्रमार्ग में होनेवाली जलन के लिए उपयोगी है। चार भिंडी के 2.5 सें.मी. के टुकड़े काटकर आठ औंस पानी में पंद्रह मिनट तक उबालें। ठंडा होने पर टुकड़ों को दबाकर, मलमल के कपड़े में छानकर उनका गूदा निकाल लें। उसमें एक बड़ा चम्मच शहद व एक चुटकी सेंधा नमक मिलाकर दिन में एक बार दवा के रूप में लेने से इन बीमारियों को ठीक करता है।

सर्दी-जुकाम : गले की खराश और लगातार सूखी खाँसी में भिंडी बहुत उपयोगी है। भिंडी काटकर, 250 मि.ली. पानी में उबालकर काढ़ा बनाना चाहिए। इस काढ़े से निकली भाप को श्वास द्वारा भीतर लेने से गले की खराश और सूखी खाँसी में फायदा होता है।

लैंगिक असमर्थता : भिंडी एक उपयोगी टॉनिक है। इसके नियमित उपयोग से शुक्राणुओं की संख्या बढ़ती है तथा वीर्य भी गाढ़ा होता है। प्राचीन भारतीय साहित्य में उल्लेख है कि भिंडी के पौधे की जड़ों के चूर्ण को प्रतिदिन 5-10 ग्राम दूध व मिस्री के साथ लेने से यौन शक्ति बनी रहती है।

चर्म रोग : भिंडी का गूदा विटलों, फोड़े, कार्बन्कल के उपचार में पुल्टिस का कार्य करता है। सोने से पूर्व नित्य इसका लेप लगाकर आधे घंटे बाद धोने से त्वचा मुलायम व साफ होती है तथा मुँहासे ठीक होते हैं।

सामान्य उपयोग

कोमल भिंडी को उबालकर, भाप देकर, काटकर और तलकर उपयोग में लाया जाता है। इसमें बहुत लस होता है। सूप व ग्रेवी में भी इसका उपयोग होता है। इन्हें सुखाकर व पीसकर खुशबू के लिए उपयोग में लाया जाता है। इनके छोटे पौधे और पत्तियाँ भी खाई जा सकती हैं। पके बीजों में लगभग 20 प्रतिशत खाद्य तेल रहता है।

सावधानियाँ

ताजा हरी कोमल भिंडी, जो बड़ी या छोटी किस्म की हो, को उपयोग के लिए चुनना चाहिए। ताजा भिंडी टूटनेवाली, बासी व नरम होती है। भिंडी को हवा की बहुत आवश्यकता होती है, इसलिए इसे फैलाकर रखना चाहिए, ताकि हवा खूब लग सके। जब तक उपयोग में न लाना हो तब तक इनपर पानी नहीं डालना चाहिए, अन्यथा काले धब्बे पड़ जाते हैं।

□

मेथी

मेथी महत्त्वपूर्ण हरी सब्जियों में एक है। इसका नियमित सेवन शरीर को स्वस्थ रखता है। एशिया और यूरोप में यह समान रूप से लोकप्रिय है। ओषधि और भोजन दोनों तरह से इसका उपयोग प्राचीन समय से किया जाता रहा है।

आहार मूल्य

भारत में मेथी का साग लोकप्रिय है। मेथी से जहाँ आर्द्रता 86.1 प्रतिशत मिलती है वहीं प्रोटीन 4.4, वसा 0.9, खनिज 1.5, तंतु 1.1 और कार्बोहाइड्रेट 6.0 प्रति 100 ग्राम मिलते हैं। खनिज और विटामिनों में कैल्सियम 395, फास्फोरस 51, लौह तत्त्व 16.5 मि. ग्राम, कैरोटीन 2,340 माइक्रो ग्राम, नियासिन 0.04 और विटामिन सी 52 मि.ग्रा. प्रति 100 ग्राम भाग में मिलता है। इसमें कैलोरी ऊर्जा 49 मिलती है।

वाष्प के द्वारा मेथी का साग पकाने पर इसके विटामिन नष्ट नहीं होते और साग भी स्वादिष्ट बनता है। इसलिए साग को हमेशा इसी पद्धति से पकाना चाहिए। मेथी की सूखी पत्तियों में दालों के बराबर प्रोटीन होता है और अगर भोजन में इन पोषक तत्त्वों की कमी हो तो मेथी से पूरी की जा सकती है।

मेथी के बीज में 6 वसा, 26 राल तथा 22 प्रतिशत अल्ब्यूमिन (प्रोटीन) और अन्य दो विशेष तरह के प्रोटीन होते हैं। इतना ही नहीं, इसमें 26.2 प्रोटीन, 7.2 तंतु और 44.1 प्रतिशत कार्बोहाइड्रेट मिलता है। इसके अलावा कैल्सियम, पोटैशियम, लौह तत्त्व, सोडियम, गंधक और विटामिन 'सी' भी प्राप्त होता है।

औषधीय गुण

विश्व स्वास्थ्य संगठन के अनुसार, इसका पोषकता मूल्य 65 माना गया है।

कई क्षारीय गुण भी इसमें पाए जाते हैं; जैसे—मेथीलेमिन, डाइमेथिलेमिन, ट्राइमेथाइमेलिन, कोलीन, यूरीन और बेटाइन, जो लेसिथिन को तोड़कर बनते हैं।

मेथी के बीज में 0.33 से 0.1 प्रतिशत तक गइयोस्मेनिन पाया जाता है, जो स्टेरोइड प्रोग्रेस्ट्रोन में परिवर्तित किया जा सकता है। इसका प्रयोग हारमोन्स के बदले में होता है। इससे गर्भ-निरोधक क्षमता प्राप्त होती है। प्रोजेस्ट्रोनों का बड़े पैमाने पर उत्पादन मेथी के बीजों से किया जा सकता है।

मेथी की पत्तियाँ सुगंधित, ठंडी और नरम होती हैं। अपचन, सूजन, यकृत, मुँह के अल्सर इत्यादि बीमारियों में ये बड़ी फायदेमंद होती हैं। अगर पत्तियों के साथ उबले पानी से कुल्ला किया जाए तो अल्सर में तुरंत फायदा पहुँचता है। मक्खन में उबाली गई पत्तियों से पित्त संबंधी विकारों में फायदा पहुँचता है। खून के निर्माण में मेथी का साग लड़कियों के लिए अत्यधिक फायदेमंद होता है। इससे वे खून की कमी और यौवन के शुरू में होनेवाली तमाम परेशानियों से छुटकारा पा सकती हैं। पत्तियों का उबटन बनाकर बाहरी या भीतरी अंगों की सूजन पर और जलनवाले स्थान पर लगाया जा सकता है।

मेथी के बीज बहुमूल्य ओषधि जैसे हैं। शरीर के भीतरी अंगों की सफाई के लिए ये सर्वश्रेष्ठ साधन माने जाते हैं। इसके साथ ही ये शरीर को शीतलता भी प्रदान करते हैं। वैसे आम भारतीय इसे चटपटे स्वाद के कारण ही प्रयोग में लाते हैं। कढ़ी के स्वाद में इसके कारण और निखार आता है। आयुर्वेद ग्रंथों में इसे एक अच्छा टॉनिक माना गया है।

मेथी के बीज का रासायनिक विश्लेषण करने से यह ज्ञात हुआ है कि इसमें 'कॉड लीवर ऑयल' के गुण विद्यमान हैं; जैसे—मेथी में भी फास्केट्स लेसिथिन और न्यक्लियो-अल्ब्यूमिन पाया जाता है। इसका क्षारीय गुण भूख को बढ़ाता है। बच्चों के सुखंडी रोग में इससे अच्छा लाभ मिलता है। संक्रामक बीमारियों में भी इससे आराम मिलता है। शर्करा के रोगों में भी इससे आराम मिलता है। इसके लिए बीजों का दो चम्मच पाउडर दूध के साथ लें।

अगर आप चाहें तो उस चूर्ण को वैसे भी ले सकते हैं। अगर आप दूध के साथ या खाली चूर्ण न निगलना चाहें तो मेथी के दाने पानी में रात को भिगो दें और सवेरे छानकर पिएँ। यकृत के बढ़ने जैसी बीमारियों का भी इससे उपचार हो सकता है। दूध बढ़ाने के लिए माताओं को इसकी लस्सी बनाकर दी जा सकती है। पहले इसको घी में भून लें और फिर चूर्ण बना लें। फिर इसे गेहूँ के आटे में मिला दें और आखिर में इच्छानुसार शक्कर मिला लें। आपका हलवा तैयार।

प्रसूता स्त्री को थोड़ी मात्रा में इसका सेवन कराया जाए तो सामान्य होने में ज्यादा आसानी होती है। अगर बीज के चूर्ण को बालों में लगाया जाए तो बाल बढ़ते हैं और उनका गिरना रुकता है।

कई बार स्वाद या सुगंध को महसूस करने की शक्ति खत्म हो जाती है। इसका कारण होता है स्वाद या गंध ग्रंथियों में किसी तरह की विषमता। कान के ऊपर और निचले भाग की ग्रंथियाँ, निचले जबड़े की ग्रंथियाँ और जीभ की ग्रंथियाँ कई बार श्लेष्मा या कब्ज के कारण खराब हो जाती हैं तथा रक्त इकट्ठा हो जाने से उसमें सूजन पैदा हो जाती है। इसी तरह नाक की ग्रंथियों में कुछ अशुद्धियों के इकट्ठे हो जाने अथवा कफ वगैरह के कारण सूँघने पर गंध महसूस करने की शक्ति खत्म हो जाती है। मेथी का नियमित प्रयोग इन विषमताओं को दूर कर देता है।

मेथी के बीजों से बालों की रूसी का भी उपचार किया जा सकता है। बस, करना इतना पड़ेगा कि दो चम्मच मेथी को रात भर पानी में भिगो दीजिए। सवेरे उन मुलायम बीजों को मसलकर गाढ़ा पेस्ट बना लीजिए। अब इसको अपने पूरे सिर पर लगाकर करीब आधे घंटे के लिए छोड़ दीजिए। उसके बाद सिर को शिकाकाई अथवा साबुन से अच्छी तरह साफ कर लीजिए। कुछ ही दिनों में रूसी का नामोनिशान नहीं मिलेगा।

आइए, इसके और चमत्कार जानिए—अगर आप इसकी चाय बनाकर बुखार से पीड़ित किसी व्यक्ति को पिलाएँ तो यह कुनैन के बराबर फायदेमंद साबित होगी। इतना ही नहीं, यह कफ जैसी बीमारी भी दूर करके शरीर की सफाई कर देता है। अल्सर की तकलीफ में भी इससे राहत पहुँचती है। मेथी लसलसी होने के कारण अल्सर व उसके आस-पास चिपक जाती है और पेट की अँतड़ियों को सुरक्षात्मक कोशिकाएँ प्रदान करती है।

संक्रामक रोगों की विषम परिस्थितियों, जैसे—श्वास नली में सूजन, सर्दी-जुकाम, नासूर-नजला और निमोनिया में मेथी की चाय अत्यंत फायदेमंद होती है; क्योंकि इससे पसीना आता है और उसी के साथ ही सारा विषैलापन भी शरीर से बाहर निकल जाता है। दिन भर में रोगी को चार कप चाय पिलाई जा सकती है। हाँ, जैसे-जैसे हालत में सुधार हो वैसे-वैसे मात्रा में कमी करनी चाहिए। स्वाद के लिए इसमें नींबू के रस की कुछ बूँदें डाली जा सकती हैं। एक बात और, उपचार के दौरान किसी तरह का भोजन या पोषक आहार नहीं लेना चाहिए।

मेथी के बीज से बने काढ़े से कुल्ला करना गले के लिए उत्तम है। और

इसके लिए भी दवा बनाना उतना ही आसान। बस, मेथी के दो चम्मच बीज 250 मि.ली. पानी में डालकर उसे करीब आधे घंटे तक गरम कीजिए। हाँ, आँच जरा धीमी ही रखिए। लीजिए, गले की ओषधि तैयार!

मेथी की चाय की तरह ही अतिसार की बीमारी में इसका फव्वारा फायदेमंद है। फव्वारे के लिए विधि वही है जो गले के लिए। अतिसार महिलाओं को परेशान करनेवाली बीमारी है, जो इंद्रियों में आई कुछ विषमताओं के कारण होती है।

मेथी की चाय श्वास और शरीर की दुर्गंध को भी मिटाती है। कफ वगैरह और अन्य विषैली चीजों के कारण ये बीमारियाँ पैदा होती हैं। ये नाक, लिंग, खून के बहाव और योनि के क्षेत्र में पाई जाती हैं। मेथी की चाय इन्हें दूर कर सकती है। अगर आप दंत मंजनों और साबुनों से निराश हों तो इन्हें आजमाइए।

लिर्लोड कॉर्डेल, जो विश्व-विख्यात पोषक आहार विशेषज्ञ थे, ने कहा है—मेथी में शरीर को साफ करने की ऐसी शक्ति है जो अचंभित कर देती है। शरीर के अंदर की सारी विषमताओं को इसका तेल दूर कर देता है। कोशिकाएँ भी इसको अपने पुनर्निर्माण के लिए आसानी से ग्रहण कर लेती हैं। इनमें से कुछ पसीने की ग्रंथियों में जाकर सारी बेकार चीजों को बाहर कर देती हैं।

मिस्र और इथियोपिया में मेथी के बीज ब्रेड और बेकरी के उत्पादनों में प्रयोग किए जाते हैं। मिस्र व स्विट्जरलैंड में भोजन को स्वादिष्ट बनाने में तथा अमेरिका में अनेक रूपों और तरकारियों में मेथी का प्रयोग किया जाता है। इतना ही नहीं, जावा में तो बालों के टॉनिक और सौंदर्य सामग्री में भी इसका उपयोग होता है।

□

लहसुन

लहसुन प्याज के परिवार का वर्ष में एक बार पैदा होनेवाला पौधा है। इसकी खेती अति प्राचीन काल से हो रही है। सभी कालों में विभिन्न व्यक्तियों द्वारा विभिन्न समय में इसका वर्णन खाद्य पदार्थ, औषधीय पौधे, कीटाणुनाशक, सौंदर्य प्रसाधन, बुराई का जादुई जहर उतारनेवाले इत्यादि विभिन्न रूपों में किया गया है।

ऐसा विश्वास किया जाता है कि इसकी उत्पत्ति मध्य एशिया में हुई और इसे चीनी लोग 3,000 ईसा पूर्व से जानते थे। आज भी यह चीन के आहार का खास भाग है। भूमध्यसागर क्षेत्र में इसका विस्तार जल्दी हुआ। यह मिस्र, यूनान एवं रोम में भी उगाया जाता था और इसका उपयोग खास आहार तथा बीमारियों की ओषधि दोनों रूपों में किया जाता था।

पूरे संसार में सदियों से अपने स्वास्थ्यवर्धक गुणों के कारण लहसुन का उच्च स्थान है। 4,500 ईसा पूर्व में ख्जॉम खोफॉफ, अति पुरानी पिरामिडों में से एक के निर्माता, ने आज्ञा दी थी कि उनके सभी कामगार प्रतिदिन लहसुन लें, ताकि उनका स्वास्थ्य और ताकत बनी रहे। हिप्पोक्रेट्स, आधुनिक ओषधि (460-357 ईसा पूर्व) के जनक, ने एथेंस को लहुसन खाना सिखाया। उन्होंने इस वनस्पति का सेवन संक्रामक रोगों और आँत की अनियमितताओं में करने की सलाह दी।

आहार मूल्य

लहसुन के रासायनिक विश्लेषण से ज्ञात होता है कि प्रति 100 ग्राम खाद्य भाग में आर्द्रता 62, प्रोटीन 6.3, वसा 0.1, खनिज 1, रेशा 0.8 और कार्बोहाइड्रेट 29.8 प्रतिशत रहता है। इसके खनिज और विटामिन पदार्थों में कैल्सियम 30, फॉस्फोरस 310, लौह 1.3, थायमिन 0.06, रिबोफ्लोविन 0.23, नायसिन 0.4 और

विटामिन 'सी' 13 मि.ग्रा. रहता है। इसमें आयोडीन, सल्फर और क्लोरीन के तत्त्व भी रहते हैं। इसका कैलोरिक मूल्य 145 है।

औषधीय गुण

देशी औषधियों में दमा, कोढ़, श्वास नलिका में रक्त के जमाव में, धमनी-काठिन्य, बुखार, कीड़े, लीवर और पित्ताशय की तकलीफों में लहसुन का उपयोग परंपरागत रूप से किया जाता है। आधुनिक समय के नैदानिक परीक्षणों ने इस पौधे के घाव भरने के गुण के कई प्राचीन विचारों की पुष्टि की है। वास्तव में इन परीक्षणों से पहले से ज्ञात गुणों से कहीं अधिक गुण पाए गए।

पाचन-तंत्र संबंधी गड़बड़ी : पाचन-तंत्र को ठीक रखनेवाले पदार्थों में लहसुन सबसे अधिक उपयोगी पदार्थ है। यह लसीका पर अच्छा असर करता है और शरीर के हानिकर अपशिष्ट पदार्थ को बाहर निकालने में मदद करता है। यह क्रमाकुंचन गति और पाचक रस के स्राव को उत्तेजित करता है। लहसुन की कलियों को कुचलकर पानी या दूध के साथ लेने पर पाचन संबंधी सभी अनियमितताएँ दूर होती हैं।

लहसुन आँतों पर विशेष प्रभाव डालता है। यह कृमि निकालने के लिए उत्तम है। विभिन्न प्रकार के अतिसार की समस्याओं, जैसे—पेट दर्द, पेचिश और आँत की बीमारियों पर यह अच्छा असर करता है। ताजा लहसुन या लहसुन कैप्सूल से इनका सफलतापूर्वक उपचार किया जा सकता है। लहसुन में पाचन में सहायक लाभकारी ऑर्गेनिज्म पर असर पहुँचाए बिना नुकसानदेह बैक्टीरिया को नष्ट करने की शक्ति रहती है।

छाती की बीमारियाँ : लहसुन छाती की कुछ बीमारियों के लिए बहुत प्रभावी सिद्ध हुआ है। यह फुप्फुस शोथ (पल्मोनरी गैंगरीन) में श्वास की दुर्गंध को कम करता है। कई प्रसिद्ध चिकित्सकों ने फेफड़ों की टी.बी., निमोनिया, फेफड़ों की सूजन, श्वास नलिका में सूजन और कुकुर खाँसी में इसे उपयोगी बताया है। छाती पर इसके पेस्ट को बाहरी रूप से लगाने पर भी लाभकारी प्रभाव होते हैं, क्योंकि यह प्रदाहोत्पादक और चर्मरक्तकर है। आयुर्वेद के अनुसार, लहसुन को दूध में उबालने पर बना काढ़ा टी.बी. के लिए अद्‌भुत ओषधि है।

उच्च रक्तचाप : लहसुन को रक्तचाप कम करने की अति प्रभावी औषधियों में से एक माना जाता है। इससे दबाव और तनाव कम होता है, क्योंकि इसमें छोटी धमनियों के तनाव को कम करने की ताकत रहती है। यह नब्ज कम करता है और

घुमेरी के लक्षण, श्वास की कमी एवं पाचन मार्ग में गैस बनने से राहत पहुँचाने के साथ-साथ हृदय का स्पंदन बढ़ाता है। रक्तचाप को ठीक रखने के लिए प्रतिदिन औसतन दो से तीन कैप्सूल लेने चाहिए।

दिल का दौरा : हाल के अध्ययनों से पश्चिम जर्मनी ने दावा किया है कि लहसुन दिल के दौरे को रोक सकता है। कोलोजन विश्वविद्यालय के प्रोफेसर डॉ. हम्स र्‌यूटर का दावा है कि लहसुन रक्त धमनियों में जमा कोलेस्टेरॉल का विघटन करता है, धमनियों को कठोर होने से रोकता है, जो कि उच्च रक्तचाप और दिल के दौरे की ओर अग्रसर होता है। यदि दिल के दौरे के बाद मरीज लहसुन ले तो इससे पहले की क्षति तो पूरी नहीं होगी, परंतु पुनः दिल के दौरे की संभावना कम हो जाएगी।

गठिया रोग : रूस में लहसुन का गठिया और उससे संबद्ध रोगों में बहुतायत से उपयोग होता है। जापान में हाल के प्रयोगों में लहसुन को कटिवात और गठिया के मरीजों पर परीक्षण किया गया। बिना कोई साइड इफेक्ट के इसका बहुत लोगों को फायदा पहुँचा।

चर्म रोग : कई प्रकार के चर्म रोगों पर लहसुन का सफलतापूर्वक प्रयोग किया गया है। लहसुन को दिन में कई बार चेहरे पर रगड़ने से मुँहासे बिना दाग छोड़े ठीक हो जाते हैं। दाद पर लगाने से वह भी ठीक हो जाता है।

घाव और अल्सर : लहसुन का घाव और अल्सर में कीटाणुनाशक के रूप में उपयोग करने से लाभकारी परिणाम निकलते हैं। लहसुन का रस तीन भाग पानी के साथ लोशन के रूप में घाववाले हिस्से पर लगाकर घाव साफ करना चाहिए।

लैंगिक दुर्बलता : लहसुन एक प्राकृतिक व हानिरहित कामोत्तेजक है। अमेरिका के प्रसिद्ध सेक्स विशेषज्ञ डॉ. रॉबिंसन मानते हैं कि लहसुन में सुनिश्चित कामोत्तेजना प्रभाव रहता है। यह किसी भी कारण से यौन दुर्बलता की क्षति, यौन असमर्थता, अधिक संभोग से उत्पन्न नपुंसकता एवं लिंग की नसों की कमजोरी इत्यादि के लिए बहुत उपयोगी टॉनिक है।

□

लौकी

भारत में लौकी एक सामान्य वनस्पति है। इसका रंग पीलापन लिये हुए हरा होता है। यह बोतल के आकार का होता है। इसका गूदा सफेद होता है, जिसमें सफेद बीज होते हैं। इसकी दो किस्में होती हैं। एक किस्म कृषि के योग्य, जो कि मीठी होती है और दूसरी जंगली, जो कि छोटी व कड़वी होती है। कृषि योग्य किस्म दो प्रकार की होती है। एक किस्म गोल व दूसरी लंबी होती है। सामान्य तौर पर गोलवाली किस्म कम अवधि की होती है।

संभवत: लौकी एकमात्र ऐसा कल्टीजेन है, जो कि बहुत प्राचीन समय से पूरे विश्व में बहुत प्रचलित है। ऐसा प्रतीत होता है कि इसका उद्‌गम स्थान अफ्रीका है। उष्णकटिबंधीय क्षेत्र में मनुष्य द्वारा कृषित यह अति प्राचीन फसलों में से एक है और काफी विस्तार से फैली हुई है। इसके अवशिष्ट एक मिस्री कब्र में 3,500-3,300 ईसा पूर्व में पाए गए हैं। यह एशिया में काफी पहले पहुँच चुका होगा। चीन में भी यह ईस्वी सन् पहली शताब्दी के बाद नहीं पहुँचा होगा। अब यह पूरे उष्णकटिबंधीय क्षेत्र में व्यापक पैमाने पर उगाया जाता है, खासतौर पर भारत, श्रीलंका, इंडोनेशिया, मलेशिया, फिलिपींस, चीन, अफ्रीका के उष्णकटिबंधीय क्षेत्र और दक्षिण अमेरिका में यह व्यापक पैमाने पर उपजाया जाता है।

आहार मूल्य

लौकी के रासायनिक विश्लेषण में प्रति 100 ग्राम पर खाद्य भाग में आर्द्रता 96.1, प्रोटीन 0.2, वसा 0.1, खनिज 0.5, रेशा 0.6 और कार्बोहाइड्रेट 2.5 प्रतिशत होता है। प्रति 100 ग्राम पर इसमें खनिज पदार्थ और विटामिन की मात्रा में कैल्सियम 20, फॉस्फोरस 10, लौह तत्त्व 0.7, थायमिन 1.03, रिबोफ्लोविन 0.01 और

नायसिन 0.2 मि.ग्रा. रहती है। इसका कैलोरिक मूल्य 12 है।

औषधीय गुण

पकी हुई सब्जी ठंडक देनेवाली, मूत्रवर्धक, शामक व पित्तदोष-रहित होती है। इसको खाने पर राहत महसूस होती है।

क्षय रोग : बंगाल टी.बी. सेनेटोरियम के डॉ. सी.डी. मेहता के अनुसार, लौकी क्षय रोग के मरीजों के लिए उपयोगी उत्तम सब्जियों में से एक है। उन्होंने व्यापक अनुसंधान किए हैं, जो इस बात की पुष्टि करते हैं कि पकी हुई लौकी का नियमित उपयोग करने से शरीर में क्षय रोग के कीटाणुओं से लड़ने की ताकत आती है।

मूत्र संबंधी अनियमितताएँ : यह मूत्र संबंधी अनियमितताओं में उपयोगी है। पूरे फल को कसकर निकाला हुआ गिलास भर ताजा रस चम्मच भर नींबू के रस के साथ मिलाना चाहिए और मूत्र में उच्च अम्लता (एसिडिटी) के कारण मूत्र मार्ग में होनेवाली जलन के उपचार में इसे सल्फा ड्रग के साथ लेना चाहिए। इस अवस्था में यह क्षारीय मूत्रवर्धक के रूप में कार्य करता है।

अत्यधिक प्यास : लौकी का रस अत्यधिक दस्त, मधुमेह, वसायुक्त और तले हुए खाद्य पदार्थों के उपयोग के कारण लगनेवाली अत्यधिक प्यास के लिए उपयोगी दवा है। ऐसी अवस्थाओं में इसका गिलास भर सादा रस चुटकी भर नमक मिलाकर पीना चाहिए। गरमी में इसका उपयोग सोडियम की अत्यधिक क्षति से बचाता है, क्षुधा शांत करता है और वसा कम करने में मदद करता है।

हिस्टीरिया : यह वनस्पति हिस्टीरिया में भी उपयोगी है। ऐसी अवस्था में मुँड़े हुए सिर पर गला हुआ ताजा गूदा लगाना चाहिए। इसे महिला रोगी के बालों में भी प्रयुक्त किया जा सकता है।

सन्निपात : सन्निपात में मुँड़े हुए सिर पर इसके गूदे को बाहरी तौर पर पुल्टिस के रूप में या ठंडक देने के लिए लगाया जा सकता है। इस अवस्था में सिर पर लौकी का रस और तिल का तेल समान मात्रा में मिश्रण कर लगाया जा सकता है। रस को तेल में सोख लिये जाने तक उबालना चाहिए।

अनिद्रा : लौकी के रस और तिल के तेल का समान मात्रा में मिश्रण अनिद्रा के लिए प्रभावी दवा का कार्य करता है। इससे प्रत्येक रात्रि को सिर की त्वचा पर मसाज करनी चाहिए। लौकी की पकाई हुई पत्तियाँ भी अनिद्रा के उपचार में उपयोगी हैं।

सामान्य उपयोग

मीठे किस्मवाली लौकी उष्णकटिबंधीय अफ्रीका और एशिया में पकाकर उपयोग में लाई जाती है। भारत में इसका उपयोग करी में भी किया जाता है। ताजे तने और पत्तियों को भी पकाया जाता है। कुछ किस्म के बीजों का उपयोग चबाने में किया जाता है और बीजों के रस का उपयोग भोजन पकाने में किया जाता है।

□

सलाद के पत्ते

सलाद के पत्ते को 'सलाद के पौधों का राजा' कहा जाता है। यह सभी सलाद की वनस्पतियों में सबसे अधिक लोकप्रिय है। इसमें कई स्वास्थ्यवर्धक और औषधीय गुण हैं।

ऐसा प्रतीत होता है कि सलाद के पत्ते का उद्‍गम स्थान मध्य-पूर्व है। लंबी अवधि तक रहनेवाली वनस्पति के रूप में सलाद के पत्ते का पहला रेकॉर्ड मिस्री कब्र पर 4,500 ईसा पूर्व चित्रित किया गया। फारसी राजाओं द्वारा इसका उपयोग ईसा से 550 वर्ष पूर्व से किया जा रहा है। प्राचीन यूनानी और रोम निवासियों द्वारा इसको सलाद के पत्ते के रूप में उगाया जाता था। सलाद का पत्ता चीन में ईस्वी सन् की सातवीं शताब्दी में पहुँचा। इंग्लैंड में इसका उपयोग सन् 1520 में शुरू हुआ। उष्णकटिबंधीय क्षेत्र में इसका परिचय अपेक्षाकृत नया है।

आहार मूल्य

भरपूर विटामिनों, खासकर स्कर्वी-रोधी विटामिन 'सी' सहित सलाद का पत्ता सजीव खाद्य पदार्थ है। यह स्थूल, कम आहार मूल्यवाला, लेकिन स्वास्थ्य के लिए उच्च गुणवत्तापूर्ण है। अत्यधिक क्षारीय तत्त्वों सहित इसमें खनिज पदार्थ पर्याप्त मात्रा में होते हैं। अतः यह खून को साफ रखने, चित्त को स्वस्थ रखने और शरीर को स्फूर्तिमय रखने में मदद करता है।

सलाद के पत्ते के खाद्य भाग में आर्द्रता 93.4, प्रोटीन 2.1, वसा 0.3, खनिज 1.2, रेशा 0.5 और कार्बोहाइड्रेट 2.3 प्रतिशत रहता है। प्रति 100 ग्राम पर इसमें खनिज और विटामिन पदार्थों में कैल्सियम 50, फॉस्फोरस 20, लौह तत्त्व 2.4, विटामिन 'ए' 970 अंतरराष्ट्रीय यूनिट, थायमिन 0.09, रिबोफ्लोविन 0.13, नायसिन 0.5 और विटामिन 'सी' 10 मि.ग्रा. है। इसका कैलोरिक मूल्य 21 है।

औषधीय गुण

सलाद का पत्ता कई बीमारियों के लिए खाद्य ओषधि है। यह अनिद्रा के उपचार में लाभकारी है, क्योंकि इसमें निद्रा प्रदान करनेवाला पदार्थ, जिसे 'लेक्टूकेरियम' कहते हैं, रहता है। यह तंत्रिकीय जलन और अल्प मूत्र-त्याग में सहायक है। चूँकि सलाद के पत्ते में सेल्यूलोज अधिक मात्रा में रहता है, अत: यह आँत की धारिता का परिमाण बढ़ाता है और पेरिस्टालसिर को बढ़ावा देता है। अत: यह पुरानी-से-पुरानी कब्ज में अति लाभकारी है।

सलाद का पत्ता वनस्पति के उस समूह से संबंध रखता है जिसमें 3 प्रतिशत या उससे कम कार्बोहाइड्रेट रहता है, अत: यह उन महत्त्वपूर्ण आहारों में से है, जिसे मधुमेह और मोटापे के उपचार के लिए लेने का मशवरा दिया जाता है। इसको मधुमेह और मोटापाग्रस्त व्यक्ति मुक्त रूप से ले सकते हैं।

सलाद के पत्ते में पर्याप्त मात्रा में लौह तत्त्व रहता है और यह उच्च कोटि के हीमोग्लोबिन की आपूर्ति करता है। अत: यह एनीमिया के लिए अच्छे टॉनिक के रूप में उपयोग में लाया जा सकता है। इस प्रकार शरीर के द्वारा ग्रहण किया गया लौह इनॉर्गेनिक लौह टॉनिक की अपेक्षा अधिक होता है।

सलाद के पत्ते का शुद्ध रस ठंडा और ताजगी प्रदान करनेवाला होता है। यह मन:-श्रांति और अन्य तंत्रिका अवस्थाओं तथा हृदय के स्पंदन के लिए उपयोगी है। इसके रस में मैग्नीशियम की उच्च मात्रा के कारण मांसपेशियों की कोशिकाओं तथा नर्वस और मस्तिष्क में जीवन-शक्ति देने की असाधारण शक्ति है। सलाद के पत्ते का रस एनीमिया, एसिडिटी, उच्च रक्तचाप, सिरदर्द, अनिद्रा, क्षय रोग, मोटापा, गलगल, जलोदर और मूत्र संबंधी अनियमितताओं में भी अति लाभकारी है। जब इसे गाजर के रस में मिलाया जाता है तो उसमें पाए जानेवाले विटामिन 'ए' मिल जाने से सलाद के पत्ते के गुण और अधिक बढ़ जाते हैं और उसमें पाया जानेवाला अति महत्त्वपूर्ण सोडियम शरीर द्वारा इस्तेमाल किए जानेवाले कैल्सियम को कॉस्टेंट सोल्यूशन के रूप में बनाए रखता है।

चिकित्सीय उद्देश्यों के लिए सलाद के पत्ते का रस बनाने में ऐसी पत्तियों का उपयोग करना चाहिए, जो गहरी हरी हों। जो पत्तियाँ सलाद के शीर्ष के अंदर हों और सफेद हों उन्हें छोड़ देना चाहिए। इनमें से पहले में दूसरे की अपेक्षा क्लोरोफिल और अन्य अति आवश्यक तत्त्वों की अधिकता रहती है। इसके पत्तों के बीजों के पाउडर का उपयोग बुखार, जलन, कफ, ब्रोंकाइटिस और दमा रोग में किया जाता है। बीजों के काढ़े का उपयोग अनिद्रा और गठिया में किया जाता है।

सामान्य उपयोग

सलाद के पत्तों का उपयोग स्वतंत्र रूप से या अन्य वनस्पतियों के साथ किया जा सकता है। सलाद बनाते समय टमाटर, गाजर, ककड़ी, चुकंदर, मूली, कोथमीर और पुदीने को सलाद की पत्तियों के साथ अच्छी तरह मिलाकर खाना चाहिए। सलाद को अधिक पौष्टिक, स्वादिष्ट और जायकेदार बनाने के लिए इसमें नींबू का रस जरूर मिलाना चाहिए।

□

सहिजन

सहिजन एक बहुत ही सामान्य वनस्पति है, जो संपूर्ण भारत और पाकिस्तान में उपजाई जाती है। अपनी कोमल फलियों के कारण यह अधिक लोकप्रिय है। यह कीटाणुनाशक एवं पाचन-तंत्र की सफाई करनावाला है।

सहिजन कई मेहराबी शाखाओंवाला, बारहमासी, सीधा, छरहरा, मध्यम ऊँचाईवाला वृक्ष है। दक्षिण भारत के अधिकतर घरों के पिछवाड़े में इसे उगाया जाता है। इसके फल छोटे तथा फूल सफेद और छोटी गोल पत्तियाँ होती हैं, जो पकाकर वनस्पति के रूप में खाई जाती हैं।

आहार मूल्य

सहिजन की फलियाँ और पत्तियाँ कैरोटीन व विटामिन 'सी' का मुख्य स्रोत हैं। इसकी फलियों के विश्लेषण से ज्ञात होता है कि इसके प्रति 100 ग्राम खाद्य भाग में आर्द्रता 86.9, प्रोटीन 2.5, वसा 0.1, खनिज 2, रेशा 4.8 और कार्बोहाइड्रेट 3.7 प्रतिशत रहता है। इसके खनिज और विटामिन पदार्थों में प्रति 100 ग्राम पर कैल्सियम 30, फॉस्फोरस 110, लौह तत्त्व 5.3, थायमिन 0.05, रिबोफ्लोविन 0.07, नायसिन 0.2, विटामिन 'सी' 120 और कैरोटीन 110 माइक्रो ग्राम रहता है। इसका कैलोरिक मूल्य 26 है।

सहिजन की पत्तियों में प्रति 100 ग्राम पर आर्द्रता 75.9, प्रोटीन 6.7, वसा 1.7, खनिज 2.3, रेशा 0.9 तथा कार्बोहाइड्रेट 12.5 प्रतिशत रहता है। इसके खनिज और विटामिन तत्त्वों में प्रति 100 ग्राम पर कैल्सियम 440, फॉस्फोरस 70, लौह तत्त्व 7.0, थायमिन 0.06, रिबोफ्लोविन 0.05, नायसिन 0.8, विटामिन 'सी' 220 और कैरोटीन 6,780 माइक्रो ग्राम रहता है। इसका कैलोरिक मूल्य 92 है।

औषधीय गुण

सहिजन के लगभग सभी भागों में औषधीय गुण मौजूद हैं। पत्तियाँ अपने विभिन्न चिकित्सीय गुणों के कारण विशेष रूप से उपयोगी हैं। ये लौह तत्त्व से भरपूर हैं और आहार के रूप में उपयोग में लाई जाती हैं।

बच्चों के लिए टॉनिक : शिशुओं और बढ़ते बच्चों के लिए इसकी पत्तियाँ टॉनिक का कार्य करती हैं। अच्छे परिणामों के लिए पत्तियों का रस निकालकर तथा छानकर, दूध के साथ मिलाकर देना चाहिए। यह मिश्रण स्वस्थ और मजबूत हड्डियों तथा खून के बहाव को स्वच्छ रखने के लिए उत्कृष्ट टॉनिक का कार्य करता है।

गर्भावस्था और स्तनपान : गर्भवती महिलाओं द्वारा नियमित रूप से इस मिश्रण के सेवन से उन्हें आवश्यक कैल्सियम, लौह और विटामिन की आपूर्ति होती रहती है। यह बच्चेदानी की शिथिलता दूर करने, प्रसव को सरल करने तथा प्रसूति के पश्चात् की जटिलताओं को कम करने में फायदेमंद है। इसकी पत्तियों से बनी सब्जी बच्चे के जन्म के बाद खाने से यह माँ के दूध को बढ़ाता है। यह सब्जी पत्तियों को नमक और पानी के साथ उबालकर बनाई जाती है। इसके बाद पानी अलग निकालकर घी डालकर खाई जाती है।

श्वसन संबंधी बाधाएँ : सहिजन की पत्तियों से बना सूप श्वास की बीमारियों, जैसे—दमा, ब्रोंकाइटिस, क्षय रोग इत्यादि के लिए बहुत लाभकारी है। छह औंस पानी में मुट्ठी भर पत्तियाँ डालकर इसका सूप बनाया जाता है, जिसे क्वथनांक तक उबाला जाता है। पाँच मिनट तक उबलने के बाद इसे आग से हटाकर ठंडा होने दें। इस सूप में नमक, काली मिर्च और नींबू का रस मिलाकर लेने से यह श्वास की गड़बड़ियों को दूर करता है।

संक्रमण : सहिजन की पत्तियों और फूल के साथ-साथ उबाली फलियों का सूप सभी प्रकार के संक्रमणों, जैसे—गले, छाती और त्वचा के संक्रमणों को रोकने के लिए अति लाभकारी है। यह सहिजन में एंटी-बैक्टेरियल गुणों, जैसे—पेनिसिलिन और अन्य एंटीबॉयोटिक्स आदि की अधिकता के कारण होता है।

यौन अक्षमता : सहिजन के फूलों को दूध के साथ उबालकर बनाया गया सूप लैंगिक असमर्थता को दूर करने के लिए बहुत उपयोगी टॉनिक है। यह पुरुषों और महिलाओं के बाँझपन में भी उपयोगी है।

सूखी छाल का चूर्ण नामर्दी, शीघ्र स्खलन और वीर्य के पतलेपन में उपयोगी है। सूखी छाल का लगभग चार औंस चूर्ण 250 मि.ली. पानी के साथ लगभग आधा घंटा उबालना चाहिए और इस मिश्रण की एक औंस की मात्रा एक चम्मच शहद के

साथ मिलाकर दिन में तीन बार महीने भर लेने से इन विकारों में सुधार होता है।

पाचन संबंधी गड़बड़ी : सहिजन पाचन संबंधी अनियमितताओं में भी लाभकारी है। इसकी पत्तियों का एक चम्मच ताजा रस शहद और गिलास भर नारियल पानी के साथ दो या तीन बार हर्बल ओषधि के रूप में हैजा, पेचिश, जुलाब, पेट दर्द और पीलिया में दिया जाता है।

मूत्र संबंधी अनियमितताएँ : स्कंदित ताजा पत्तियों का एक चम्मच रस ककड़ी या गाजर के गिलास भर ताजे रस के साथ लेना मूत्र में अति अम्लता के कारण होनेवाले अल्प मूत्र और मूत्र मार्ग में लगातार जलन के लिए प्रभावी ओषधि है। जो मधुमेह के रोगी नहीं हैं उनके लिए अत्यधिक मूत्र-त्याग के उपचार के लिए एक चम्मच रस 10 ग्राम पहाड़ी नमक के साथ दिन में एक बार लिया जा सकता है।

आँखों के विकार : तंत्रीय दुर्बलता, कॉर्नियल अल्सर, आँखों की जलन और खुजलाहट, पलकों के झपकने तथा फड़कने, बरौनियों के गिरने एवं विटामिन 'ए' की कमी के कारण रात्रि अंधता के कारण होनेवाले बेहोशी के दौरों के उपचार के लिए इसकी ताजा पत्तियों का रस आँखों में डालने पर लाभदायक होता है।

□□□